アレクサンダーテクニーク・ワークブック

創始者の著作核心部 & 翻訳者による解説

ATJ 著

前書き

ヤブ医者とロンドン教師

　現代人が病気になったときに、ヤブ医者に診てもらおうとは思わないだろう。辞書で引くと、藪や野巫の意で医術のつたない医者とある。「あそこはヤブだね」なんてうわさが立つなら、その医者は医療過誤かミスか誤診か何か上手くいかないことがあって下手だとみなされている。

　一方で、皆が養父医者にこそ診てもらいたがった時代に、松尾芭蕉の門下生が残した記述がある。

　　世にやぶ医者と号虎するは、本名医の称にして今いふ下手の上にあらず

　　（現代語訳。一般にやぶ医者という呼称は、本来、名医に対する呼び名であって、最近言われている下手な医者に対するものではない。）

　養父市は兵庫県北部但馬地域に位置し、現在も血筋の方が医師業を継続しておられる。ことのおこりは江戸時代かの地にいた腕の良い医師だ。静かに診ていたがうわさになり、京都の公家や大阪の裕福な商人からもお呼びがかかるほどになった。人徳のある医師で、貴賤や貧富に関係なく適切に丁寧に診た。豊かな人から得た治療代を地元の貧者へ施した。評判も高くなり、この名医に弟子入りする者が各地方からやってくるようになった。数年もして「拙者、養父で修行した医師でござる」と言えるようになれば、しっかりした医師教育を受けたことを意味した。ところがそのうちに、ちょっとかじっただけの者や一度も養父で修行したことのない者まで、そのほうが流行りそうだと「拙者養父で…」というようになれば当然、上手もいれば腕のない者もおり、そのうちに口ばかり達者で実際にはできもしない医師が目立つようになり、「ありゃヤブ医者だね」と呼ばれるようになった。

　さて、江戸から明治になる頃の 1869 年にフレデリック＝マサイアス＝アレクサンダー氏が豪州タスマニア島で生まれた。本書 23 ページにある「F.M. 氏のひととなり」を参照していただきたいが、ここでさらっ

と紹介しよう。アレクサンダーテクニーク（AT）と呼称される手法の創始者だ。1894年頃にシドニーやメルボルンで自分の発見から得られた原理を他人に教授できるようになっていた。1904年に英国ロンドンへ移住し、その後の拠点とした。『人類の最高遺産』であり、『建設的に意識調整するヒト』になるための再教育手法だ。絶大な効果がうわさになり、世界各地へ招かれた。人をくった教師で、小学校も卒業していないたたき上げだった。役者・朗誦家だった関係から読み書きをシェイクスピアで習った。ワークも著述も基礎は独学だった。授業料は高額だった。それにしても対面授業での腕は抜群で、伯爵家や合州国の知識人にも太鼓判を押された。1931年に教師養成学校を開校した。数年も修行して「わたくし、ロンドンで修行した教師でございます」と言えるようになっていれば、その人は『自己の使い方』を改善し、より良い機能になるやり方を指導できることを意味した。1940年に『いつでも穏やかに暮らすには』を書き上げた。ナチスの攻撃を逃れるため米国に疎開した。戦争のどさくさに紛れて教師養成コースのカリキュラムを通り一遍やっただけの米国人もいた。ほどなく氏はロンドンへ帰還した。1955年に偉大な創始者は他界し、求心力は変更を余儀なくされた。（F.M. アレクサンダー氏の書き下ろしは4冊あり『人類の最高遺産』、『建設的に意識調整するヒト』、『自己の使い方』、『いつでも穏やかに暮らすには』、それに『講演と論文集』を合わせると計5冊になる。）

　その後、しっかり学んだ弟子もいただろう。一方で、教師養成学校をとび「出た」かも知れないが卒業しなかった者やほんの短い滞在だった者まで「わたくしロンドンで修業した教師で…」と言うようになった。昭和末期にはそうした「ガイジン」教師や帰国子女教師が日本でも活動を始めた。F.M. 氏のワーク開始から120年以上が経過し、玉石混淆の自称 AT 教師は全世界で2万人に上り、我が国でも100人を超えるようだ。やぶ教師の百鬼夜行と表現するしかない状況は看過できず、ATをみなおす（見直す・診なおす）機会を作り、再構成しないといけないだろう。

　かくいう私（筆者）は大いなる田舎の名古屋において、自ら同好の士

を集めて「トレーナー」を招聘し教師養成学校を立ち上げ、自分が卒業した後も基本的にドメコ（ドメスティックな子）教師だ。上流階級やセレブとは無縁の筆者は異国・異文化・地の果て・日本の片隅で続けている。とはいえ、学生時代から世界各国をほっつき歩く癖が付いてしまい、一回につきせいぜい数週間ではあるが現地調査している。つまり、ロンドン・パリ・ニューヨークなどの有名どころで教えられているワークを実体験している。かれこれ30年の間に創始者の著作を翻訳したり、こうして解説書を出したりしている。そこで、主にF.M.氏の著作を基に日本語で再編集し、国際派と称する面々のためにも、ドメコな一般庶民のためにも、ワーク周辺のツボとドツボを紹介することにした。

　別の言葉で本書の目標を明確にしよう。
「アレクサンダーテクニーク」という名称を用いながら、中には創始者のワークとかけ離れたやり方が蔓延している。かつがれないためには原典にあたることが最善策であり、そうすれば読者の皆さんご自身で差異がおわかりになるだろう。けれども、全冊の合計は1000ページを超え、さらに英語を母語とする方でさえ読みにくいと悪評の高い文体である。英語原典に由来する難解さは日本語版にも残る。
　そこで本書において、原典から文言を引用しながらエッセンスを解説する。ワーク必須用語を図表にまとめる。日本語による言い回しで補足説明をする。第一部では、テクニークに関する記述で最重要とされている『自己の使い方』（**第一章・進化するテクニーク**）から入念に重要概念を抜き出して解説する。第二部で意識調整に触れる。意識調整（意識的調整）はテクニークに限られず、もっとずっと広範囲かつ深遠である。第三部で問題点を指摘する。
　大事なお断りをしておくと、ワークはいわゆるマニュアル的には**進まない**ことだ。F.M.氏の選んだ用語も、私自身の書き下ろしたエピソードも、唯一絶対的な規範にはならない。いわゆるハウツーもののような**正しいやり方はない**。たとえ話に反論することはできるし、反対側からのたとえ話も可能だろう。個別の対応になれば当然、人によってかなり

の差があるだろう。

　そこで意識調整をする個人は一旦停止し、理知的に考え直して、余計なことをやめ（抑制）、必要なことだけをすると言われて、これだけで得心する未経験者はいないだろう。本文に進もう。

アレクサンダーテクニーク・ワークブック　目次

前書き	3
概要	9
三角・太極図・エニアグラムの採用	12
ワーク要点	16
F.M.氏のひととなり	23

第一部　アレクサンダーテクニーク

エニアグラム集	29
アレクサンダーテクニーク全体像	38
心身統合体	42
クセを認める	47
抑制	51
学び方を学ぶ	56
知覚の訓練	60
エニアグラムの折り返し点	67
方向	73
気づき	84
プライマリーコントロール	90
使い方	99

第二部　意識調整

アレクサンダーテクニークと意識調整との差異	108
食事や環境	110
太極図とエニアグラムを用いた解説	129

第三部　サイエンスとアート、そしてドツボ　　135

後書き　　146
教科書について　　148
連絡先など　　150

概　要

　だいたいの内容です。代替医療のひとつにアレクサンダーテクニーク
があります。弟子を含め周りがそのように呼称し継続してきた手法は世
界中に広まっています。

　まずタイトル関連において、本書で使用する用語の簡単な定義をしま
しょう。

　ワークブック、とは練習帳です。算数や英単語のワークブック、とい
う言い方に準じます。

　ワーク、と何も形容詞なしに著す場合はアレクサンダーワークを指し
ます。心身を向上する訓練にグルジェフワークとか NLP ワークとかあ
りますし、それ以外にもボディーワークとか心理ワークとかいろいろな
言い方があります。ゆるい使い方です。（ハローワークとは職業安定所
ですが、そういう意味ではありません。）

　アレクサンダーテクニーク（AT）、とは現在全世界で教えられている
「アレクサンダーテクニークと呼ばれる技法」の総称として用います。

　意識調整（意識的調整）、とは創始者 F.M. アレクサンダー氏が著した
原典に忠実な用語です。氏が開発したやり方の総称です。上述のアレク
サンダーテクニークと重なりも差異もあります。

　補足説明します。ワーク創始者は F.M. アレクサンダー氏（以下 F.M. 氏）
ですがしかし、自らは自分の名前を冠した「アレクサンダーテクニー
ク」と呼称していません。原典を参照すると、「意識的調整・意識調整」
とか「（私の）発見から導かれた原理を応用した当該テクニーク」とか、
他の言い方になっています。初めから混乱があります。

　本書『アレクサンダーテクニーク・ワークブック』で全体に整理しま
す。これはアレクサンダーテクニークを学ぶための練習帳ですし、関連
してその奥にある意識調整に触れ、現在のワークにおける懸念を指摘し
ます。（上記以外の用語はそれぞれのところで解説します。）

本手法を適正に用いると人間全体が有機体として上手く働くようになると言われています。それにしても、これでは汎用性がありすぎ、どんな人でも何にでも効果が上がるといわれても漠然としていて、紹介する方も何処を切り口にするのか悩みます。

　ワークの効用について、創始者もうまく説明するのに苦労したようです。F.M. アレクサンダー著『自己の使い方』(初版 1931 年) 横江大樹訳・第 5 章・診断と医療的な訓練、より引用

　(F.M. 氏が教師として、30 年間にわたり出会ってきた生徒さんを振り返りながら)

　…来られる方々がお持ちになる診断と受けてきた治療はまことに広範囲にわたり、病名を列挙すれば、狭心症・肺病・てんかん・運動失調症・リューマチ・関節炎・坐骨神経痛・小児麻痺・喘息・神経炎・いわゆる神経症や精神病・便秘・声と喉の諸問題・偏平足・吃音などまだまだあるが、続いて表すと、実験に論拠して、いずれのケースにおいても心身統合体の構造に不満足な機能をもたらす有害な使い方が存在する、と私は見つけた。

　別のケースに、医師諸君はなんら原因を特定できないしうまく解説もできないような患者の症状もあり、これも例を挙げると、まずいわゆる精神的諸問題とされている症候群には、健忘症・うつ・無気力症・記憶障害・注意散漫になり目の前の仕事に手が付かない状態・興奮しすぎて低い水準でしか物事が進められない状態などがあり、もう一方の症例としてもう少し「肉体的」表現と見なされているようなことに、睡眠障害・消化不良・栄養失調・循環器異常・しもやけなども挙げられる。実験に論拠して、こうしたケースでも、望ましからぬ状況で自己を使っているのに自分では気が付かないまま、ずっとやり続けている傾向のせいで生じた低下状態を全般的な水準にして、うまく機能していない生徒さんがいる、と私は常に発見してきた。

　…そうなれば問題があるところで実験をして、どんな症状として不満足な機能が見受けられようとも、かならずや関係改善へ向かえるだろう。

英国では予防医学という名目で健康保険の適用される場合があります。芸術やスポーツなどにも応用されています。世界各国にアレクサンダーテクニークを必修科目としている大学や専門学校があります。医学部や芸術学部の学生が大学の正規カリキュラムとして学んでいます。

　それからわかりやすい大きな効果をもうひとつ挙げておくと、物でも人でも何かの関係改善に役立ちます。考えてみれば当然ですが、誰かが自分で自分を健全にしていけるならば、つまり自分が心身共にますます健康になれば、相手との関係も健全になるでしょう。相手を直接変えようとするのではなく、そこで、自分が改善されることにより非直接的に状況は変わります。そんな人が増えれば職場や学校や家族など集団の人間関係に影響します。お芝居やダンス、演奏など他者との関係がたいへん重要となる仕事で応用されるのは当然です。有名な米国の大学者ジョン＝デューイ教授は「誰でも得をする」と記しています。

　ワークで扱う範囲を図示すると、以下のようになります。

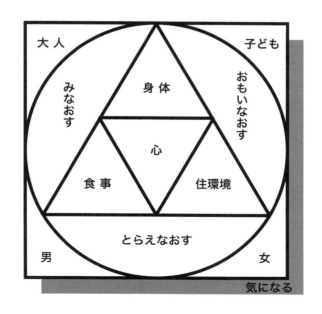

三角・太極図・エニアグラムの採用

　ワーク再編集にあたって用いる図表をここで解説します。余白が多いのはみなさんが質問や書き込みをするためです。いくつかの図は筆者の趣味というか方便でして、創始者が解説に利用していたとは考えられません。

三角
　物の見方を増やします。少なくとも、初めから正しいとか間違っているとか決めつけずに、そうかもしれないし、そうじゃないかもしれないし、もしかして、そうなるとどうなるか、そうならなかったらどうなるか、という思考実験をする態度でおられると幅が広がり、がぜん楽しくなります。
『自己の使い方』第一章・進化するテクニック・段落10より引用
　　きっとどこかに差異があると、つまり、自分が朗誦するときにやっていることと普通に話すときにやっていることに差があるはずだと見えてきた。もしそうならば、その差を見つけ、差異が何かを知れば手がかりができ、喉のかすれを取り除けるかもしれないと思った。

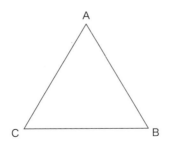

A：そうなる、としたら…。ただしいとしたら…。YES。
B：そうならない、としたら…。間違いとしたら…。NO。
C：では、どんな違いがあるのか。

F.M. 氏の案件に応用すると、
　A：朗誦するときにやっていること
　B：日常生活で話すときにやっていること
　C：AとBの差異、
それぞれどうなっているのか。
　以上のように、物事に対して三つの視点を取ります。三角を用いた視点は閉塞状況から抜け出すのに有効です。哲学を学んだ方なら、ヘーゲルやマルクスなんて名前が頭をよぎるかも知れません。ダライラマが般若心経を解説しているビデオにも同じような表現があります。

　次は太極図、そのあとにエニアグラムです。使いながら慣れてくるにしろ、本題に入る前に最小限必要な見方をお知らせしましょう。

太極図
　アジア人の我等ならずともどこかで見たことがあるでしょう。本格的に解説すると一冊の本でも足りないほど意味深いものです。

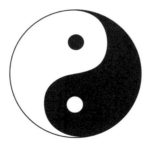

　白黒によって、合わせて四つの区分があります。
　黒を陰とすれば白は陽、曲玉のような形をした白黒の中に、小さな黒丸・白丸があります。これは一般的な右回りの太極図です。ひとつの物事に対していくつかの観点を採るモデルとします。陰陽×２＝四つの視点ができます。例えば、全体のマルを人間性とすると、陰陽では、陰は女性性、陽は男性性ですし、そこで、女性のなかにもお父さん（白丸）がいて、男性の中にもお母さん（黒丸）がいます。陰陽といいますが、

陽陰とはいわない、この場合は女性性が先です。また、生老病死みたいに、人生も四つで捉えられるかも知れません。
　まとめます。
・図に従っていくと、ひとつの事柄に対して複数の視点を取ることができる。
・四つとすれば、1.大きな陰、2.大きな陽、3.大きな陰に内包された陽、4.大きな陽に内包された陰、となる。

エニアグラム
　エニアグラムとは「9の図」という意味です。

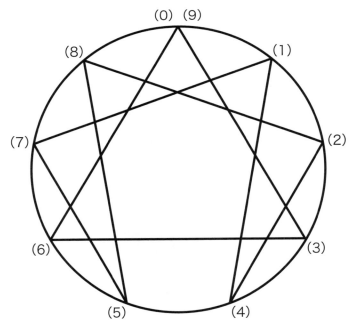

　エニアグラムを利用すると、ある局面でどこまでもいつまでも進行するシステムの提示が可能です。ごらんのように、円周上に等間隔で9つの点を設けます。0番と9番は同じところです。三角の3・6・9番と、その他の1・2、4・5、7・8番にキーワードが入るよう作成します。

外周は時計回りで時間に沿って進みます。一方で、内周は時間軸を越えて進みます。内周も外周も、前進と後退と、双方向ありましょう。内周の場合、1→4→2→8→5→7→1、あるいは1→7→5→8→2→4→1のどちらかの方向で進みますし、9→3→6→9、あるいはその逆に、9→6→3→9、のように進みます。もとのところに戻ったら、そのように変更された状態を始点に、再びもうひとつ次のプロセスが始まります。さらにもう一回りと、進めば進むほど回路が働きます。エニアグラムを使った道筋がわかれば、九つの視点を持ちながら多層的に有機的に同時進行できるようになります。

　留意すべき点があります。上手く行く方向ならいいのですが、そこで逆方向だったり間違った方向だったりしても、そのままにしておくと、物事はどこまでも進むと示されます。

　三角・太極図・エニアグラムなど、次からの本文で具体的に用います。

15

ワーク要点

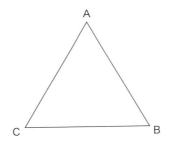

　先ほどとは別のやり方で三角を利用します。
　頂点に
　A：明確な目的
　B：柔軟な手段
　C：鋭敏な担当者
　という条件をおいてみます。
（各自、皆さんで図に書き込んでください。）

　転ばぬ先の杖で、よくわからなくなっている人の例を挙げましょう。
　目的はアレクサンダーテクニーク（AT）を学ぶこと、手段はアレクサンダーテクニーク、担当者はアレクサンダーテクニーク教師や生徒となっている人です。上手くいっていればそれでいいのですが、もしどこかでずれているとしたらどうなるでしょうか。
　ATの代わりにお金儲けとしましょうか。目的はおカネ儲け、手段はおカネを手に入れる、担当者はおカネの欲しい人です。上手くいっていればそれでいいのですが、もしどこかでずれているとしたらどうなるでしょうか。
　そうしてぐるぐるまきになると、この考えから逃げるのは難しくなります。残念ながら、全世界にそんな人がいっぱいいます。
　本項「ワーク要点」ではまだ厳密には意識調整とアレクサンダーテクニークとの区分をしませんがしかし、最初が肝心、ここで少し整理して

おきましょう。

Ａ：明確な目的とは、欲しい結果です。

　困っている問題が在るならば、それが解決した状態のことです。F.M.氏の問題は、かすれ声になりいろいろな人に診てもらったのに、とうとう失声したことでした。そうなれば、欲しい結果は声が出ることです。これならわかりやすいでしょう。

　皆さんの場合で例えば、腰痛が問題なら、腰痛のない状態が目的になりましょう。ところがよく考えないと、目的が「ない」になります。見直しましょう。欲しくない問題の正反対が欲しい結果です。自分に指示するときは、それを肯定形でいう必要があります。つまり、いらないものを挙げてみて、それから、いらないものがなくなった状態を欲しい結果として肯定形で言い換えます。

　歩くときに腰痛がいらないのなら、欲しい結果は長距離をラクに歩けることでしょう。事務仕事で腰痛がひどいなら、長時間の座業が平気になることでしょう。そう展開すれば簡単です。一方でわかりやすい方もいます。例えば芸術家の方で、パフォーマンスの向上、これはそのまま欲しい結果です。

（メモ欄）
皆さんにとっての問題、あるいはいらないもの

皆さんにとって欲しい結果・目的（いらないものがなくなった時を肯定形で言うと）

B：柔軟な手段とは、有効なやり方です。

　F.M. 氏は世の中の手段を大きく二つに分けました。ワークで採用したいのは、手段を吟味する（means whereby）ことです。もう一方、よく観られるけれども避けたいやり方は、結果をすぐに得ようとする（end-gaining）こと、言い換えると、行き当たりばったりになるエンドゲイニングです。

　詳細はおいおい解説しますが、手段を吟味するとどうなるか、ここで短く核心部を述べます。

　まず、欲しくない結果が起きているとしても、結果そのものには直接手を触れず、その原因を特定するように調べます。つまり、ある結果から遡って原因を探ります。原因の推測ができれば、実験的に、その原因を無くす手段を組み立てます。仮にその推測が正しくかつ原因を無くせたならば、必然的に、欲しくない結果は無くなるでしょう。逆から観ると、欲しい結果が起きるために、その根本要因にまで遡ってそこで必要なことをする、という側面もあります。

　原因がわかりワークで解決した、そうしたらもっと奥の原因が見えてきた、というのはよくある話で、意訳した「手段を吟味する」ことは、ワークの進行に連れて徐々にどこまでも内容の移り変わる可能性を示しています。

　F.M. 氏の第一作『人類の最高遺産』で根本原因とされている項目を示すと、心身有機体（人間有機体として不可分な「精神」や「身体」）はもとより、衣食住環境、子どもから大人までの社会環境や教育の歴史、国家の成立基盤、動物から人類への進化過程、未開人と文明人の違い、生理学や医学上の無理解など、まだまだあります。

（メモ欄）

ご自身での要約・疑問点など。

C：鋭敏な担当者に任せると、適材適所になります。

　自己再教育です。手始めに、読者の皆さんご自身がご自分でちょっとした変化ができたらいいなと思われることです。自分の考え方や動作や衣食住環境を見直す人は自分自身です。それを導く、いわば道案内人が教師です。私もこうやって本で指導していますし、教師から対面授業を受ける機会があればどなたでも実体験できます。

　ところで教師にもいろいろな「流派」があり、我らのチームはF.M.派を自認しております。けれども、ずいぶん異なる理解の方もおいでのようです。つまり、本書は創始者の記述に論拠した現代的編集であるからワークの基本や原理が忠実に再現されていると認める人もいれば、もう一方に、全く納得しないAT関係者もいらっしゃるでしょう。

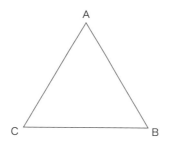

　F.M.氏の場合
　A：明確な目的；ある文章を話すこと
　B：柔軟な手段；文字通り、手段を吟味する（means whereby）こと
　C：鋭敏な担当者；自分自身（鏡を通して見直した。）
　これがワークの成立した勘所です。（皆さんで、三角に書き込んでください。）

　F.M.氏によるワーク核心部の記述を『自己の使い方』第一章より引用しましょう。数字は段落番号
　64. これでもかというくらい多数の企てをやってこの問題を解決しようとし、様々な体験を得た。そうした経験で証明されたのはたいそう価値があり興味深いことにも見えたが、散々やってみた挙句の果て

にやっと、私は以下の計画を取り入れることにした。

（註。以下の計画は単純な理論に過ぎないが、ほとんどの生徒が実践に困難を伴い、手強いことが判明した。）

65. 私が決意しワークしようとしていた欲しい「結果（あるいは目標）」、これは文章を話すことなのだが、もしかして自分が話し始めようとする際にも、それ以前と同じやり方を続け、変わりなく進められたとしたらどうなるだろうかと。

（ⅰ）抑制する。刺激に対して、どんな即時の反応もしない。今回の刺激は文章を話すというものだ。

（ⅱ）投影する。順々に生じる方向へ行き、プライマリーコントロール（第一調整）に向かう。プライマリーコントロールによって自分は理性に導かれた最高の存在となり、そこへ目標がもたらされ、新しく改良された使い方で自分が話すところに到着し、そして、

（ⅲ）継続して投影する。いろいろな方向へ行けるから、自分を信頼し自分を有効に（au fait 原文 ）**するところ**でやりつづけ、望ましい方向へ行きながら働いて目標へ向い結果に至り、文章を話す。

66. この瞬間、特別な瞬間があり、自分にとってその時こそが旧状に復しそうになる、つまり自分が元に戻って誤った古い習慣的な使い方をすぐにでもやりそうになるから、そこが常に重大であると判明した。決定的瞬間にこそ、自分に変化が必要であり、古い手順を変更するには、

（ⅳ）決定的瞬間に、**同時に、ずっと継続して投影し、行く方向へ進み新しい使い方へ向かい**ながら自分をふと止めて、意識的に再熟考して自分の最初の決意を思いなおし、「やっぱり自分で続けましょうか、結果を得ると自分で決意をしたように、文章を話しますか。それとも、しないのでしょうか。それとも、他の結果を得られるように続けて、いろいろやって見ますか」と自分にお願いをしてみる。**すると、その時に新鮮な決意をやりなおすことになる。**

（ⅴ）もしくは、

当初の結果を得ようとはしない。この場合それは、**自分で継続し行**

く方向は維持するように新しい使い方をやりながら、続けて文章を話すことはやらない。

あるいは、

結果を変え、何か違うことにする。たとえば、文章を話すことの代わりに手を持ち上げることにすると、この場合それは、**自分で行く方向を維持し新しい使い方を継続しながら**、運びとして最終の決意では、手を持ち上げることにする。

あるいは、

続けて、最終的に初めの結果を得ることにしてみる。この場合それは**自分で行く方向を維持し新しい使い方を継続しながら**、文章を話すことにする。…・

F.M. 氏の著作には 19~20 世紀にかけて起きた豊富な実例があります。私の教えてきた実体験から、現代も続いている類似例を挙げましょう。

結果をすぐに得ようとして、以下の道筋を進んだ人がいました。
「ここ数年頭痛がひどい。テレビで宣伝している鎮痛剤を飲んだ。確かに痛みは減った。初めは一週間に一回程度の服用だったが、最近では毎日飲まないといられない。そのうち胃もしんどくなってきて、胃薬も必要になった。精神的にもやる気がしないし、自分じゃないみたいだ。それで医者にかかった。初めは内科、その医師に勧められて心療内科、肩こりなどもあって整形外科も行った。脳波や CT や生活習慣病など次々と検査を続けているが正常とも異常ともはっきりせず、症状は良くならない。仕事もプライベートもはかどらず、医者に処方された複数の薬でなんとかしのいでいる。」

手段を吟味することで以下の道筋に代わりました。
「本を見た。ATJ、アレクサンダーテクニークジャパンというところに行ってみた。名前のわりには実に小規模というか家庭的だった。せっかく来たのだし、おそるおそる話してみた。ゆっくりじっくり個人的状況

を聞いてくれた。初回レッスンはなんだかよくわからなかったけれども、確かにラクになった。それで何度か通ううちに、複合した原因が明らかになってきた。パソコン・スマホ・タブレットなどを仕事でほぼ一日中利用していたし、通勤の時など割と大きめの音でヘッドホンをしていた。電磁波障害だ。オール電化の調理器具や床暖房の電気カーペットも影響するらしい。微量な電気が漏れている環境にいると、そのせいで神経が影響され筋肉は縮む、と説明された。『神経信号は電気信号ですから』と。グッズなども使って環境改善した。食習慣も相談にのってもらった。丁寧な説明とともに、『クビがラクに～』という古典的な手技（ハンズオン）も受けた。全部で『使い方』が改善された。何年も悩んでいた症状、そういえば花粉症もあったのだが、3ヶ月もワークしたらどこかへ行った。薬はいらなくなった。眼鏡やコンタクトレンズが要らなくなった。毎日がなんとなく楽しい。」

　ある手段をとるにあたり、結果から追いかけて原因を推測し、因果関係を見直して、理知的に意識的に把握する必要があり、そうして、有効な手段をとるべきだと述べています。

　薬や医者が絶対ダメだとは言っていません。ひどい外傷により骨折し皮膚が破れ血がだらだら流れているところで我等教師のところに来られてもなすすべはありません。その際は、有能な外科医による縫合などの手術と同時に各種の薬剤使用が「手段を吟味する」ことになりましょう。

　繰り返しますと、ワークは病気や不具合に対応するだけではなく、トップアスリートがさらなる記録のために、すでに世界のヒノキ舞台で活躍している芸術家がより素晴らしいパフォーマンスのために、他にも様々に利用されています。

F.M. 氏のひととなり

　英文では F.M. 氏の伝記がいくつかあります。短く編集したものを、F.M. 氏自身が「私」として語っているかのような文体にしました。

フレデリック＝マサイアス＝アレクサンダー
Frederick Matthias Alexander（1869~1955）：

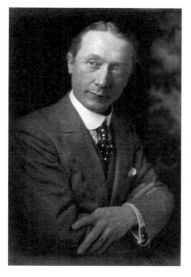

　祖父は英国で労働争議に関わり、当局に逮捕され流刑地に送られた。父は飲んだくれだった。優しい母は助産婦だった。そんな19世紀にオーストラリアのタスマニア島で開拓農民の子として生まれた。弟の A.R. や妹のエイミーともども大自然の中で育ったわんぱく小僧だった。学校に行くのはめんどくさくなってやめたが、読み書きだけは個人教授で習った。十代の頃から炭坑会社やデパートなどでがんばって働きながら家に仕送りした。空き時間を工面して朗誦や演劇の訓練をした。朗誦というのは小咄や詩を舞台で読み上げることで、シェイクスピアは大人気だ。認められてプロの役者・朗誦家になった。シドニーやメルボルンで活躍し、初めはバラ色の出世だった。

　そのうち、やっかいな症状に悩まされるようになった。喉がかすれてしまうのだった。ボイストレーナーや医師など、あちこちで診てもらった。安静にしていれば、かすれは減った。助言に従いさえすればうまくやれるだろうと、特別に大きな舞台へ周到な準備をした。しかし当日、演目が半分もいかないうちに完全に失声した。要するに、当時の専門家諸君からもらったアドバイスや錠剤やノドスプレーは全

く役立たずだとはっきりした。

　もはや頼る人が誰も居なかったので仕方なく、自分で見つけるしかなかった。鏡に映った自分を自己観察した。たいへん困難だったけれども、毎日何時間も続けて数か月、やっと、ある動作に気づいた。自分でやっている感じなどないのに、自分で自分の邪魔をしている動きが鏡に映し出されていた。初めはアタマとクビに関連すると観たが、自己観察を継続すると、胸・背中・脚・つま先まで、つまり、全身に関連していた。精神も重要だ、というより、心身はひとつだと認めるしかなかった。心身の害が繰り返されて、そのせいで過労になり、声が出なくなったのであれば、そんな動きをやめたらいいのだ。しかし、やっているつもりのない動きをどうやったらやめられるのか、やめようとしてもなかなかやめられない。相当悩んで、何年もかかってやっと、やめ方がわかった。そうしたら声だけでなく、扁桃腺炎症や喘息傾向など生まれつきと言われていた喉や鼻の諸問題から解放され、精神状態も変わり全体に健康になった、と後から気が付いた。結局、人間有機体の全体的な問題だった。

　舞台へ帰り咲いたら、以前より遙かに素晴らしいパフォーマンスになっていた。周囲の演劇人から「その技」を教えて欲しいと頼まれるようになった。試みに、ずぶの素人から団員を募って劇団を作り、自ら演出と演技指導した。シェイクスピアは素人が半年やそこらでやれるような代物でないし、そんな下手な芝居は止めておきなさいと演劇仲間から忠告された。自分としても大いなる実験になる演目を「ハムレット」と「ベニスの商人」にした。これが、ふたを開けたらとてつもない仕上がりで誰もが舌を巻いた。自分の発見から得られた原理があって、それは他人に伝達でき、別の行動に応用できると明確に証明された。

　この頃から演劇人だけでなく、誰でも何にでもこの原理は役立つとわかった。兄妹のA.R.やエイミーも一緒に教えるようになった。ワークが世界に広まる分岐点になった。花の都ロンドンに渡って拠点としたほか、米国・アイルランド・南アフリカなど世界各地で精力的にワー

クした。初めの教師は身内や内弟子だけだったが、一般からの要請も
あって教師養成学校を開始した。誹謗中傷を受けたり裁判沙汰があっ
たりしたが、逆境にこそ生き延びるためのワークで自己再教育し、二
つの大戦を乗り越え、著作も遺した。

年表風にすると以下のようになります。

    1868 豪州への流刑者受け入れが終了
    1869 F.M. 氏生誕
    1870 最後の現地人が死去、タスマニアは白人開拓者の土地になる
          しばらくゴールドラッシュ、
          １０代のF.M. 氏はウォラタ市におけるスズ鉱山へ就職
    1888 朗誦家を目指してメルボルン市へ移住
    1892 舞台で賞をもらった後に、舞台上で失声
          数年で朗誦可能なほどには回復、タスマニアやニュージーラ
          ンドなどでリサイタル再開
    1896 ～メルボルンやシドニーで指導及び公演
    1904 医師の勧めもあって英国ロンドン市に移住
          演劇人及び一般人への指導
    1910 『人類の最高遺産』初版、
    1923 『建設的に意識調整するヒト』初版
    1924 子どもの学校・リトルスクール開校
    1931 教師養成コース正式開校、『自己の使い方』初版
    1940 年ごろ米国へ学校ごと疎開
    1942 『いつでも穏やかに暮らすには』初版
    1944 英国へ帰国
    1955 86 歳で死去

　21 世紀の現在では世界各地に教師養成学校があります。ワークを実
践する教師は全世界に数万人存在すると言われます。そこで再確認のた
めに、『人類の最高遺産』・**ウオルター＝カーリントン氏による紹介文**よ

25

り引用します。

　…実のところ今日では、このテクニックは身体手法であるとほとんどの人が思っていらっしゃるようで、論点は、頭―首―背中の関係、（言い換えると、プライマリーコントロール「第一調整」と彼が記述しているもの）にあるから、レッスンの概要は、アレクサンダーテクニーク教師の訓練を積んだ手技によって生徒は精妙に整えられ、バランスの取れた自然な姿勢になるものだと解釈されています。

　しかし、アレクサンダー氏にとっては、意識や思い方、理性や道理のほうがずっと重大事でした。まず初め、氏は自助努力する手段の必要にかられ、何が間違っているのかを認知するように見ていき、そうするうちに、誤ったことをやらないように反復練習することが大事だとわかりました。その結果へ向けて、「身体」を適正に使う研究が必要不可欠となりましたが、しかしそこで、どのように機構が働くのかを知ろうとするならば、すなわち「頭は前に上に行かなければならない」し「背中は長く広くならなければならない」とするならば、知識なしでは無意味であり、どのように思考するのか、どのように脳を使うのか、どのような意識で抑制するのか、言い換えると、どのように同意を保留したまま行くべき方向へ進むのか、（すなわち、意識的に意志を用いて、自己全体が適正に働くように確立すること）を知らねばなりません。彼にとっては意識的な指導や調整こそが重大案件でしたから、「人類の所有する素晴らしい潜在能力が発揮されるように得心することであり、それは伝達可能な遺産として意識的なこころを理解することだ」と明言しています。

第一部
アレクサンダーテクニーク

ワーク経験の全く無い人であれば、大学教授も医師もニートも同様であり、まず何も知りません。いくらドイツ語が堪能な先生でも、スワヒリ語を知らないのであれば初めからやらないといけません。いつまでもドイツ語に置き換えて考えていては、スワヒリ語学習の妨げになるだけです。

他のどんな手法に照らし合わせて類推しても無駄です。「エンドゲイニング」の道筋をいくら進めても、認知を変更しない限り、手段を吟味すること（means whereby）に向かいません。

私も周辺で様々な手法をさらってきました。西洋ものでは、ロジャースやユングやアドラーなどの「心理」系カウンセリング、フロイトやライヒなどの精神医学的な手法・シュタイナーやニールなどの教育手法、東洋ものでは武道・針灸・瞑想・ヨガなどがあります。ここに挙げていないものもあり、ある側面ではどれも役に立つかのような気がしました。

具体例を挙げましょう。学校で歌うときに「リラックスした集中状態になり背筋を伸ばしながら脱力すること。腹筋を意識しながらアタマをピアノ線でつられているようにすること。五円玉が頭頂からストンと背骨を通って落ちるようにイメージして、ひざを少し緩めた立ち方で、深呼吸になるように腹式呼吸を基本にして腹から声を出すこと。お客さんへセリフがかかるように感情を込めて表現すること」などと指導されました。

今ではわかります。実際にこうした指示に従うと人間有機体は破壊されます。

（メモ欄）
比較対象のために、皆さんの心身に関して、今まで習った手段や受けてきた治療方法などを挙げてみてください。

エニアグラム集

ワークの解説に使う重要語句をエニアグラムにまとめました。

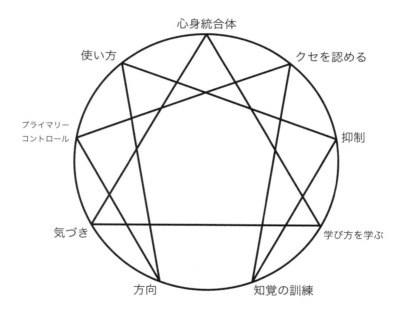

0・9. 心身統合体、1. クセを認める、2. 抑制、3. 学び方を学ぶ、4. 知覚の訓練、5. 方向、6. 気づき、7. プライマリーコントロール、8. 使い方

心身統合体

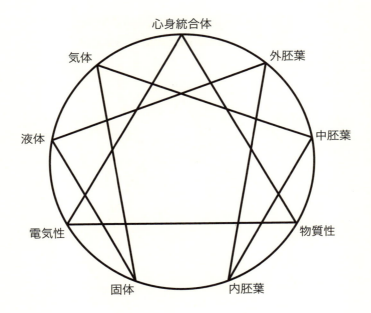

0・9. 心身統合体、1. 外胚葉、2. 中胚葉、3. 物質性、4. 内胚葉、
5. 固体、6. 電気性、7. 液体、8. 気体

クセを認める

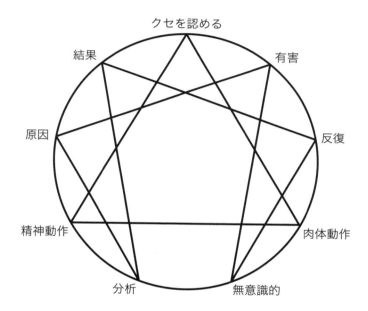

0・9.クセを認める、1.有害、2.反復、3.肉体動作、4.無意識的、5.分析、6.精神動作、7.原因、8.結果

抑制

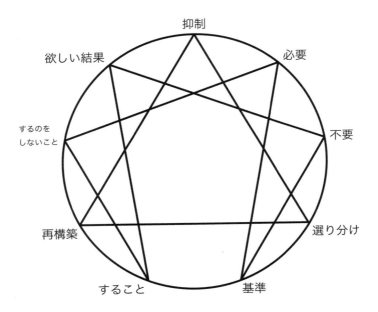

0・9.抑制、1.必要、2.不要、3.選り分け、4.基準、5.すること、6.再構築、7.するのをしないこと、8.欲しい結果

知覚の訓練

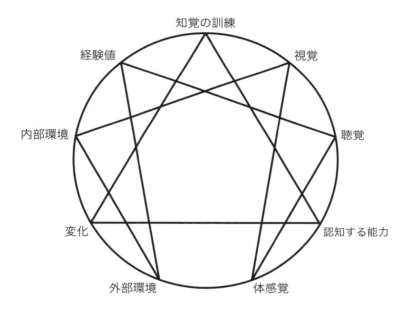

0・9. 知覚の訓練、1. 視覚、2. 聴覚、3. 認知する能力、4. 体感覚、5. 外部環境、6. 変化、7. 内部環境、8. 経験値

方向

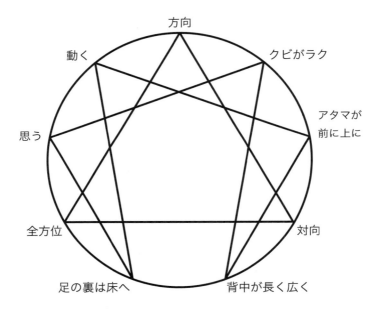

0・9.方向、1.クビがラク、2.アタマが前に上に、3.対向、4.背中が長く広く、5.足の裏は床へ、6.全方位、7.思う、8.動く

プライマリーコントロール

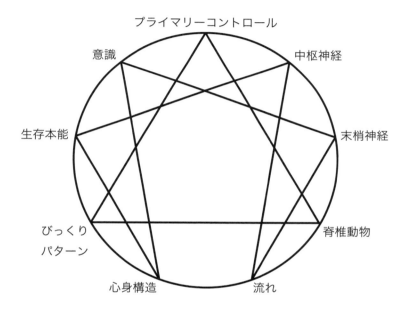

0・9. プライマリーコントロール、1. 中枢神経、2. 末梢神経、3. 脊椎動物、4. 流れ、5. 心身構造、6. びっくりパターン、7. 生存本能、8. 意識

使い方

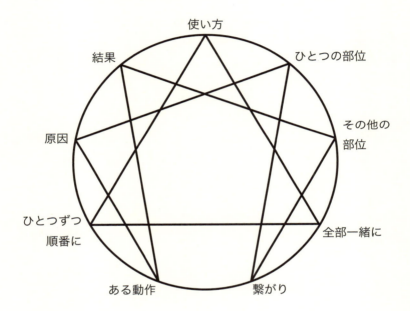

0・9. 使い方、1. ひとつの部位、2. その他の部位、3. 全部一緒に、4. 繋がり、5. ある動作、6. ひとつずつ順番に、7. 原因、8. 結果

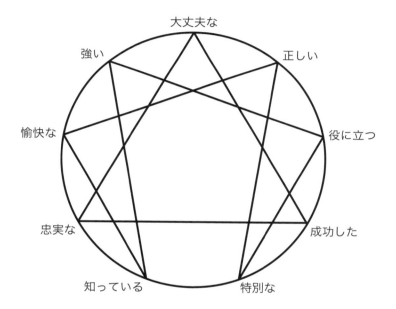

0・9. 大丈夫な、1. 正しい、2. 役に立つ、3. 成功した、4. 特別な、5. 知っている、6. 忠実な、7. 愉快な、8. 強い

アレクサンダーテクニーク全体像

　言葉を変えて度々お知らせする「但し書き」があります。『建設的に意識調整するヒト』**第二部・第四章・実例**、から引用。

　　…技術的進化を書き留めるにあたって、必要にかられて使用する特定語句の働きを教授技術においてみて、語句群を私なりに考えなおしてみたら、そこから求められる見解が見えてきて、それが常に適切な表現として私の意図通りになるとは限らず、さらにいえば、それでは堅固できず、実演にあたり正確にやれるものにならないようだ。…私の使う言い回し…、（『人類の最高遺産』において）自分がそのようにした理由はもっとましな言い回しがすぐに思いつかなかったからであり、私がお断りをしたように、あのときは助けを求めて無数の理系や文系の友人にお尋ねしたものだ。…自分でも語句群には不適切なところがあると思われるからだがしかし、そこで、教師の行う実演を受けた人ならば、教師が何を意味してそうした語句にしたのか、それが提示され目的にかなうだろう。…

　言葉だけで、実際の動作を寸分たがわずに起こすことはムリだと知っておいてください。読書による知識だけで、全くの未経験者が自動車運転をしたり外科手術を完璧にこなしたり出来ましょうか。しかしそれでも、教則本があれば学習の手引きにはなります。実際の授業における実体験を通して、言葉が生きてくることもありましょう。

　そうしたお断りをしたうえで、主に『自己の使い方』第一章・進化するテクニークから、アレクサンダーテクニークの特徴を著す用語を取り上げました。七つの専門用語と二つの一般用語と合わせて九つ、それを端的にまとめてエニアグラムに示しました。29ページです。先ほどメモした他の手法と構成要素を比較されてはいかがですか。全て網羅されていればアレクサンダーテクニークですし、ひとつでも欠けていれば別の手法です。

さて、この項における「私」はF.M.氏です。氏自身が語っているかのような文体で解説します。

0. 心身統合体

身体的にだけ、あるいは、心理的にだけ改善しようとしたが、何をやってもダメだった。行き詰まったあげくの果てに、最重要な結論へ辿り着いた。人間はひとつの有機体である、という事実だ。たまたまある側面が精神的だったり身体的だったりする、言い換えると、心も体も同じひとりの人間において現れ方や受け取り方が違うものにすぎない。それなのに、一般人は別物と思い違いしているし、私も当初かなりの期間はそう思い込んでいた。思い直してから、観察したら自分も含め老若男女全員に当てはまった。ワークでは人間有機体を**心身統合体（psycho-physical unity）**として取り扱うことにしよう。

1. クセを認める

そこで、身体に表れていたりその奥にある考え方だったり、自分でなんらかの困った**クセ（習慣）を認める（recognition of habit）**ことになる。教師に誘導されて、初めて気付く生徒もあるだろう。潜在意識でやっていることを顕在意識により明るみにすること、もしくは、直情的（本能的）調整から意識的調整に移りかわると決意すること、と表現したらどうだろうか。

2. 抑制

私はテクニークの基盤を**抑制（inhibition）**に置いている。いずれにせよ自分でやっている動きならば、自分でやめられるはずだ。抑制とは不要な動きをしないことだ。裏を返せば当然、必要な動きの起きてくることを含む。それにしても、だんだんやめていくことあるいは元に戻すこと（undoing）、するのをしないこと（non-doing）、それがどういうことか、すること（doing）との差を知らねばならない。

3. 学び方を学ぶ

学びとは一般用語だ。本学習にあたりたいていは、学び方自体を根底から学び直さないといけない。公私ともども我等の受けてきた教育自体が巨大な習慣や刷り込みであるからだ。よく考えなおしたうえで、新し

い教育と再教育と双方の体系が要る。

4. 知覚の訓練

　感じを使って正しいか間違っているか決めようとすると、必ず間違ったことをしでかしてしまう。そうわかった。**誤った感覚的評価（faulty sensory appreciation）** に従っていてはダメだ。そこで、**知覚の訓練**が要る。

　エニアグラムの右から左へ移るところ、その空白地帯が曲者だ。以前に正しく感じて動いていたのに実際の結果がダメだったのであれば、逆に、もしかして上手く動けたとしても正しく感じないことになる。同じことを言い換えると、慣れ親しんだ感覚的評価に従うと正しい感じがするけれども、正しい感じがする時は上手に方向転換できていない。さらに裏を反すと、上手に方向転換できたとしても今度は間違った感じがする。正しい感じも間違った感じも当てにできない。そこを乗り越えるためには、どうすればいいのか。

5. 方向

　私は鏡に映る自分の動きを観察した。感じではアタマを上にやっているのに、実際の映像によるとアタマは下に行っていた。**方向（単数もしくは複数、direction, directions）** はどうなっているのか。ひとまず感じは脇に置いて、鏡の中や想像上の画像として三次元的に、上下・左右・前後で構築してみる。**ダイレクション**は進むべき方向へ指揮することだ。今までの誤った方向と、その逆にある自分の進むべき正しい方向と、どちらもしっかり理知的に理解する。そのうえで、望ましい方向を投影する（がしかし、まだやらない）。

6. 気づき

　気づきとは一般用語だ。練習によってだんだん気づく能力が高まってくる。しばらくすると、困ったクセが実際に表出するよりずっと前に、そのクセの微かな前兆によりやりそうな自分がいる、と気づくようになるだろう。そのくらいデリケートな「気づき」を育むことになる。

7. プライマリーコントロール

　プライマリーコントロール（Primary Control） は生まれながら備わっ

ている。第一調整、第一に重要な調整だ。干渉せずに、プライマリーコントロールに任せたら上手くいく。『いつでも穏やかに暮らすには』に、大学教授が見つけた中枢調整と呼ばれる働きを載せた。脊椎動物に備わり、アタマが先に動いてカラダがついて行く、そのつなぎのクビがラクなら上手く行く、そんな働きだ。その逆にクビが固いと全身が上手く働かない、つまり邪魔されて調整不良になる。中枢調整と比較すると、実はプライマリーコントロールはずっと包括的だが後ほど詳細を知らせよう。

8. 使い方

変な使い方をすると機能不全になる。逆に、良い使い方なら上手く機能する。**使い方（use）だ、使い方の影響は機能に現れる（Use affects functioning.）**。私の場合では、使い方が改善されたので、発声機能が良くなった。つまり、変な使い方のままで発声をうまくやろうと必死でもがいていたがダメとわかり、最後にやっと、上手な使い方がわかり、そうした影響で機能が改善した。声だけでなく心身全体が健全になった。さらに言い換えると、結果をすぐに得ようとするところから、手段を吟味するところへと進化段階が高まった。良かった。

9. 心身統合体

一回りした心身統合体をもとに。さらなる改善へ向けて進もうではないか。

（メモ欄）

この時点での疑問点など…。

ある地図を基に、別の地図を作ることができます。ある必須用語を頼りに別の用語を加え、順々に細かく見ていきます。

心身統合体

30ページのエニアグラムを参照してください。

『建設的に意識調整するヒト』**第一部・感覚的評価に関連する人類の進化段階**、より引用
　　…用語として**心身**（psycho-physical）を使用するのは、ここでも私のワーク全部においても指摘している不可能性があるからで、つまり、「肉体」と「精神」を分離して操作するならば我等の概念にある人間有機体のワークになりえない。

『自己の使い方』第一章・段落3、から引用
　　…ⅰ）いわゆる「精神的」なことと「肉体的」なことは不可分な実在であり、ⅱ）もしそうなら、人間の病気や不具合を分類することは不可能であって、現在「精神」的だとか「肉体」的だとか特定されて扱われている場合でさえ、その中身を、教育的であろうとなかろうとずっと訓練を積んで行きながら、ワーク対象を予防に置く、つまり、初めから丹念に余計なものを取り除く作業をするならば欠点や過ちや病気は消滅する方向へ行く。分かつことの出来ない統合状態において、人間有機体は先天的に備わった能力を発揮するという事実を基盤に据えなければならない。…

0. 心身統合体
　ここからの解説は私（ATJ）が生物学や生理学の知識などを応用してみます。科学は分析的でありどうしても細かく分ける言い方を好みます。単なる方便です。上記のように「精神」的なことと「肉体」的なことを

分けるのは不可能とあります。科学オタクなら、ある人間の細胞組織を取り出して実験室で培養したらそこに精神が宿るのか、という質問も出来そうですがしかし、ワークでは生きたヒトを扱います。その意味で人間有機体を心身統合体とします。

1. 外胚葉

　外胚葉とは、身体の表面をおおうもの（表皮・上皮）、そして、脳・脊髄など神経系の元とされています。

2. 中胚葉

　中胚葉とは、骨や筋肉・靭帯・腱・筋膜などの結合組織、心臓・血管、腎臓など一部の臓器、生殖腺・肋膜などとされています。

3. 物質性

　このエニアグラムの右側は、比較的に、心身統合体を物質性で捉えています。物として目に見えるとわかりやすいところもあります。ただしもう一方には、目に見えない働きもあります。アタマに両方の用意が要ります。

4. 内胚葉

　内肺葉は、消化器官・呼吸器系統とされています。

　エニアグラムの右から左に移るところです。上記の外・中・内胚葉が、相互依存しながら、相互作用しながら、上手く働いていれば、精神も身体も滞りなく動いていると言えそうです。『建設的に意識調整するヒト』の記述には、他に適切な用語が思いつかないので仕方なく「精神」や「身体」という言葉を使わざるを得ないけれども、精神的とは 100% が肉体的な動きではないという意味であり、その逆に、身体的とは 100% が精神的な動きではないという意味になる、とあります。そんな理解で、「身体」と「精神」はおよそ一緒であるという例を出しましょう。

・怪我や病気になれば悲しいでしょう。殴られてうれしくなる人は、特殊な性癖の人が同好仲間にぶってもらった場合など、よほど特殊な場合以外にはありません。

・いわゆる自律神経失調症なら物理生物的に「からだ」の神経系が上手く働いていません。肩甲骨の間にある僧帽筋がカチカチになってい

ます。それで喜びに溢れ、幸せいっぱいになる人ばかりですか。

・別の「診断」とされているところで、「『マタニティーブルー』の患者さんが最近多くて困っちゃうよ」と整体の先生がぼやいていました。脊椎の中に脊髄があります。脊椎全体が物理的に短くなっていると、神経の固まりである脊髄は上手く働きません。整体院の患者さんは肩こりや腰痛を訴えて、医師の紹介で来られていました。整体センセがおっしゃるには、数ヶ月でお産の衝撃は収まっているはずだから、現在の原因は神経に働いている新薬のせいだろうし、それが証拠に「背骨がカチカチだ、普通じゃ、ああはならない」と。けれども、医師に「直接は言えませんよ」とも。

・細胞は心身を構成する単位である、たったひとつの受精卵が細胞分裂した結果としてヒトがいる、ヒト成人は約60兆個の体細胞からなる、そこで身体も精神も神経の働きに従う、と理科で習いました。さらに、相互作用というか共生というか、ヒトの体内や皮膚周辺に微生物がいます。善玉も悪玉もいますが、ウイルスや細菌やダニやカビなどの活動が全くなければ健全な心身状態は保てません。腸を取り上げると、長さは約10m、その中に100種から3000種類の微生物が生息している、総個体数は100兆から1000兆個である、重量は約1.5〜2.0kgに相当する、と習いました。こうした解説に腹の虫がおさまらない方はありますか。

5. 固体

骨や髪の毛・ツメなど固体のように捉えられる部分があります。

6. 電気性

ぜひ記憶してください。**神経信号は電気信号**です。それから、視野を広げて科学の一分野から捉えるともうひとつの事実があり、全世界は電気です。陽子・電子・中性子、反陽子・陽電子、クォーク・ニュートリノなどの素粒子、という言葉をどこかで聞いたことがありませんか。物質といわれているものは、固体から液体へ、さらに気体へ、もっとバラバラにするとプラズマになる、つまり、電気そのものになります。太陽の中では鉄などの金属もプラズマ状態なのでしょうか。電気になるなん

て、あまりそばに行きたくありません。ヒロシマで蒸発して建物の壁模様になった人もいます。それにしても、宇宙を構成する要素で我等も構成されています。

7. 液体

血液やリンパ液は言うに及ばず、内臓や身体全体を液体状で流動的と捉えることができます。重量比で人間の約 60％ が水分、毎日必要としている 5 リッター程度の水を食べ物や飲み物で取り込み、循環し排出しています。5kg とはアタマ全体の重さと同じくらいです。脂肪分（目安は重量比で人間の 10％）も流動的でしょう。そうした水や脂肪分に各種の無機イオンや有機物がとけ込んでおり、ホルモンや血球などもそのなかを流れていくわけで、見方によっては身体の 8 〜 9 割が液体状です。

8. 気体

ガス交換はどのくらいでしょうか。ものの本によると、一日に約 180 リッターです。肺での呼気も吸気も、全身での皮膚呼吸もあります。取り込まれた空気は全身を巡ります。呼吸がなかったら 10 分ほどで生命が絶たれます。脳が最大の酸素消費者です。正常で清浄な空気でうまくいっていればよろしいし、二酸化炭素の排出が滞りなければ言うことありません。

9. 心身統合体

ひと回りしました。さらなる発展のために次の一回りに進みましょう。

こういう説明は唯一絶対の真実では**ありません**。物質性・電気性と二項目にして、エニアグラムの左右で鏡合わせになる 3・6 番に置きましたがしかし、別の観点ではこれも同じひとつの物における二つの現れでしかありません。

$E=mc^2$

エネルギーと、質量×光速度×光速度と等しい。アインシュタインの提唱した学説です。それに従って簡単に解説すれば、物質がなくなる替わりにエネルギーが発生する、その逆に、エネルギーがなくなる替わり

に質量が発生する、となります。原水爆はその理論に基づいています。

　世界中に生命を害する物だらけです。スモッグなどの公害とか、環境ホルモンなど化学物質の害とか、携帯電話や高圧電流の鉄塔からでているような電磁波障害とか、日本中に広まってしまった放射能とか、きっとそれが原因になって、なんらかの結果が起きています。そこに気づいたら、「初めから丹念に余計なものを取り除く作業をすれば」よいし、そうすると望ましくない結果は減る方向へ行き、ワークを続ければやがて心身の悪症状はゼロに近づくでしょう。人類が生き延びるのにそれ以外の方法はありますか。

（メモ欄）
精神と身体は全く別だと思える事例があればあげてみてください。逆に、やっぱり心と体は一緒だと思える事例はありませんか。

クセを認める

　31 ページのエニアグラムを参照してください。アレクサンダーテクニック全体像では 1 番にあった「クセを認める」という項目を細かく観るために 0・9 番に置いて、別の用語を加えます。

『自己の使い方』**マージョリー＝バーストー師による紹介文**、から引用
　　…学習上の問題は、難しいか簡単かという度合いで真に測ることはできませんがしかし、得てきた癖をどのように自己で使っているのか、その使い方は自分の知覚機構にどのように影響しているのか、という箇所に存在します。

0. クセを認める

　なくて七クセ、自分で自分がやっていると認めることです。教師が手伝っていたとしても、生徒自身が認めなければワークは進みません。どれほど治療的効果があろうとも、ワークが教育あるいは再教育であるとされる所以です。

『自己の使い方』第一章・段落 12 から引用
　　…（鏡に映して）自分で自分がやっているのを観察して、とりわけ衝撃を受けたことを三つ挙げる。さあやるぞと朗誦に取り掛かろうとするとすぐに私の傾向として、頭を引き下げて後ろにやること・喉頭を押し下げてつぶすこと・口から音がするほど息を吸い込んであえぐように聞こえるやり方をすること、以上が見えた。

1. 有害

　クセには有益な物もたくさんあります。「早起きが習慣です」「彼女は倹約家だよね」「あのひとは人にやさしい」など、無くすべきクセとは見えません。そのクセが有害なのかどうかは大事な判断基準です。実際

問題が複雑に見えるのは、そのクセに何か得することが少しあり、もう片方で大きな損失があるのに気づいていない場合です。そのクセをやめるなら、得してきたかのようなことも捨てなければなりません。

2. 反復

　ひどい目にあったとしてもそれが一度きりであれば、反復はないからクセではありません。例えば、交通事故で重傷を負った、そのあといろいろな手法で機能回復した、人生で一度の経験だった、となればクセではありません。しかし、「あの人また交通事故だよ、たしか8回目だ」となるとどうでしょうか。元カレのストーカー、選ぶ男はまたもやダメンズ、子どもに手をあげる人という貴女、反復していませんか。ピアノを弾くと手が痛い人、繰り返していませんか。

3. 肉体動作

　何らかの肉体動作に現れるクセがあります。肉体上の部位で筋肉収縮があるとすれば、つまり、その部位が三次元的に、上下・前後・左右のどこかへ動いています。それを観察します。

4. 無意識的

　やるつもりでないのにやってしまう、ということです。何か失敗すると、かゆくなくてもアタマをかく行為はネコでもやっています。立ったり座ったりしゃべったりする時に、やっているつもりがなくても、毎回、クビを縮めている人が世界中に溢れています。やっているつもりがないのにやっていることがあるとしても、さて、どうやってそれをやめますか。

　エニアグラムの右側をまとめると、クセを自分で認めるとは、害になるほど繰り返されているのに知らずしらずにやっていた動きを認知することです。ところが厳密にすると、知らない内にやっていた、と認めたなら、少し知ったわけで、もしかしたら繰り返すのを減らし、害を減らす方に行けるかもしれません。

　私の教えてきたところから実例を挙げます。毎日朝から飲んでいて、たいてい手が震えていて、両目がよっていて、妙に陽気だけどもヒステ

リックで、本人はよく「誰かが話しかけてくるし、ほら、あそこに小さな人形みたいな物が見え隠れしているだろう」と言っているのに居合わせた誰も何も見聞きしてないとしたら、もしかして超能力者かもしれないけれども、おそらく、その人は「アル中」でしょう。しかし、本人が「おれはアル中じゃない、酒は飲んでない、ビールが好きなだけだ」とおっしゃるなら、クセを認める、ことにはなりません。周りがいくら言ってもダメでしょう。もしかしてどこかで、本人が「やっぱりなんとかしなきゃいかんな」と思ったとしたら、そこが開始地点です。

　肉体動作として、栓を抜く・注ぐ・コップを持ち上げる・口につけるなど、いくつもやらなければ飲酒できません。そのどこかで動作を一旦停止することは論理的に不可能ではありません。飲まないといられない精神状況もあるでしょう。そこで、ご本人がお望みであれば、心身双方からサポートできる第三者は存在します。

『人類の最高遺産』に暴飲暴食や他の薬物依存に関して詳しい記述があります。どうやって進めるのか、つまり、手段がたいへん重要になります。

5. 分析

　始まりは、ちょっとでいいので試しに分析をしてみよう、というくらいでよろしいでしょう。自分で困っているクセを認められたとして、それが、やるつもりでないのに反復されていて有害なのかどうかを観てみます。自分ではよくわからないこともあります。そんな時はたった一人で悩まずに、仲間や教師に頼んでもよいでしょう。

6. 精神動作

「そんなこと言われても、仕事だからね」とか、がんばらなきゃとか、何かめんどうくさくてとか、いろいろな精神状況があるでしょう。あるいは、単純に、手を持ち上げようと思わないのに手が持ち上がっているとしたら、神経系のどこかが上手く行っていないわけですし、そこで、自分の考えを観ます。思い方を思い直してみる、ちょっと難しい言葉で言うと、エピステモロジー・認識論・科学認識論です。

7. 原因

　原因という言葉をここでは限定的に用います。これをたどっていくと、幼少時の体験だったり、よその人を無意識的模倣したせいだったり、職場の上司のせいだったり、夫や妻のせいだったり、気温が熱すぎるからだったり、ほとんどがよそのせい、ひとのせいです。それとも、そうした刺激に対する自分の反応のせいでしょうか。

8. 結果

　結果という言葉をここでは限定的に用います。自分に起きている望ましくない結果を変えたいのかどうか自問自答します。結果を変えたいなら、そのための手段を取ることが出来ます。例えば、毎日がつらい、という結果があるとしましょう。そこから逃げ出せばいいのだと、温泉や海外旅行に行ったらきっと楽しいでしょう。否定はしませんがしかし、帰ってくればまた同じ日々です。では、毎日が楽しくなる工夫はありませんか。日常動作で横になったり座ったり立ったり歩いたりするのがラクになればどうでしょうか。さらに話したり歌ったりスポーツしたりなど、どんな動作も毎日少しずつ改善されていくならばどうでしょうか。年齢を重ねても痛みやしんどさなど無く、幼い子供のように何でも面白く楽しい毎日が過ごせたらどうでしょうか。「自己という道具の使い方」を改善したら、どうなるでしょうか。

9. クセを認める

　一回りすると、知らないクセに、とは言えなくなってきましたし、次の一周へ行きますか。

（メモ欄）

自分のクセを書き上げてみましょう。困っているものがあればそれです。よその人には見せなくてよく、ヒミツで構いません。ご自分は自分で自分のことを知っておいたらいかがですか。

抑制

32ページのエニアグラムを参照してください。アレクサンダーテクニック全体像では2番にあった「抑制」という項目を、細かく観るために0・9番に置いて別の用語を加えます。

『自己の使い方』第一章・段落59から引用
　…しかしまたもや落胆したことに、失敗の方がずっと多く、成功はかなり少ないとわかった。核心部まで進もうとしてこうした企てをすればするほど、より複雑な状況がやってきた。自分としては確かに試みて、自分の習慣的な反応が起きないように抑制して、話すという刺激に取り組んでいたし、確かに新しく行く方向を与えて何度も何度もやってみたつもりだったが、哀れな実験結果だった。少なくともそのようにやるつもりで、そのようにやれているはずと思っていた…ところが、実験結果によれば、私はうまく行くより失敗する方がずっと多かったし、他にもっと確かなことがあるはずもなく、元に戻って自分の論理を再熟考してみるしかなかった。

0. 抑制
　言葉に捕われるとわけがわかりません。**抑制**（inhibition）と **抑圧**（repression）とは別の言葉です。フロイトなどの「抑圧」と取り違えている人は全然違うので整理してください。ここで必要な抑制の意味は、無駄をしない、となります。あるいは、やりすぎている不要な部分だけ止める、そして、ちょうどいい分量をやることです。抑制の裏側には、必要なことをやる、これが必ず含まれています。
1. 必要
　そこで、何が必要なのでしょうか。仕事で疲れたから、「抑制」してパチンコに行ってくる。そうすると、パチンコが必要ですか。これでは

全くワークになりません。抑制の意味がわかっていません。原点である
F.M. 氏のワークは職業に必要な発声ワークでした。朗誦にあたり、呼
吸したり声帯が震えたりセリフを思い出したり身振り手振りをしたり、
いろいろ必要です。立位を取るには脚や足裏などの全部が要ります。座
位でも脊椎などが働きます。暗唱するなら記憶が要ります。その場で
朗読するなら戯曲などのテキストと活字が読めるだけの明かりが必要で
す。文字が読めて内容を理解する読解力が必要です。必要なことは山ほ
どあります。(註。日本語の「仕事」には、場合によって、カタカナになっ
ている英語でジョブ・タスク・ビジネス・ワークなど全部を意味します。
文脈に見合った理解で進めてください。)

2. 不要

ひとことで言えば、クビを縮める動作が不要です。F.M. 氏は「さあ
やるぞと朗誦に取り掛かろうとするとすぐに私の傾向として、頭を引き
下げて後ろにやること・喉頭を押し下げてつぶすこと・口から音がする
ほど息を吸い込んであえぐように聞こえるやり方をすること、以上が見
えた」と記しました。もっと調べたら結局、心身全体に一連の不要な動
きがありました。

3. 選り分け

考えや習慣や反射やいろいろなものが混在して実際の動作に現われて
います。どう変更するかの前に、自分の動作において必要なものと不要
なものと選り分けなければなりません。そのために明確な理解が要りま
す。欲しい結果が手に入らないのは、不要なことが邪魔しているせいか、
必要なことがやれていないせいか、その両方か、どうなっていますか。

4. 基準

何がどのようになったら、抑制できた、といえるのか基準を確かめま
す。ヒトが世界を認知するには、視覚・聴覚・体感覚を使っています。
余計なものが減るならば、見たり聞いたり感じたりする総量は、そこで
減るはずです。減るものを当てにできない、つまり、感じは当てになり
ません。一方で、差し引きしたあとの必要なものは増えるかも知れませ
ん。F.M. 氏は発声がうまく行くかどうかを基準にしました。皆さんは

52　第一部　アレクサンダーテクニーク

何を基準にしたらよいですか。

　エニアグラムの右側から左側へ移りかわるところで、先達による記述を示しましょう。

・『自己の使い方』ジョン＝デューイ博士による紹介文、より

　…（F.M. 氏は）この手法により、我々の判断力や信念体型という未だかつて扱われたことの無い領域で我々自身や我々の行動が規定されていると示した。…このテクニークには物事を丸ごとひっくり返してしまうような性質が内包されていると、いやというほど知っている…。我々の眼や耳にあまりにも不慣れなことが起きたり、自分が我慢できない発言に出会ったりすると、そうした事柄を問い直すことすら止めてしまい、その意味や証拠もわからないままになってしまうかもしれないし、もしかしたら同様に、その質問を解いていけば全く知的な責任感と能力が作者にあるかもしれないというところにさえ考えが及ばなくなるだろう。…

・『建設的に意識調整するヒト』第二部・第三章・不完全な感覚的評価、より

　…議論してきた抑制を既述したように導くと、我々の考えぬいた個人的能力で待機「（抑制）」すること（原註）になり、それは前もってやることであり、つまり、反動で刺激（単数もしくは複数）に応じて追いかける何かの「結果」を通常のやり方でもらおうとする生活をやらない前のことで、さらに興味深いことに、そこから出てくるいくつかの事実があるかもしれず、そんな観点にある実体験は、こうした関連で人々の受けるレッスンにおいて、話す・呼吸する・歌うなどといったところでなされている。

　（原註。こうして「待つ」ことにより自分自身に時間を与えるのは、理解を深め意識的に復唱する指示のためであるし、そうしたものが相まって正確な手段を吟味することになれば、生徒は程なく自分の結果を得られる。）

53

5. すること

　望ましくなるように、することがあるなら、それは必要なことでしょう。

6. 再構築

　問題があるならば、今まで使っていた心身の構造を組み直す必要があります。機械なら全面停止して、部品を交換したり修理したりできます。ところが人間有機体の全面停止は死を意味します。そうなると、使っている有機体を使いながら変えていくことになる、つまり、やりながらすこしずつ進める以外に方法がありません。そこで、一旦停止する、別の言葉で、待機します。自分に時間を寄与して、その一瞬に再構築します。

7. するのをしないこと

　何かしようとすると、実際の行為に移るずっと前に、余計な動きの前兆が現れます。そこで、するのをしない、という考えが要ります。教師と一緒なら、生徒はしばらく自分の動きを任せる、あるいは厳密には、教師に任せると言うよりもむしろ、不慣れではあるけれども自分の奥深くにある生命力に任せる、その手伝いや誘導を教師がするという部分です。わかったつもりになったクセで**自分勝手にするのをしないこと（non-doing）**です。理解を示す別の用語に、元に戻すことあるいはやりすぎをだんだんやめていくこと（undoing）というのもあります。それにしてもテクニークは実践的で、未経験なヒトには全く馴染みのない領域で進みます。徐々に言葉と実際の動作と一致してくるでしょう。

8. 欲しい結果

　欲しい結果に向かう道筋がわかっていて、そこにあった邪魔がなくなり、その道筋を前進していれば、安全に辿り着きます。ところが、邪魔されたままだったり違う道筋だったりすれば、いくらがんばっても辿り着きません。道が示されて邪魔がなかったとしても、前進しなければ到着しません。F.M. 氏のきっかけがあります。まず、声を出そうとすると声が出なくなりました。「抑制」を理解して手段を構築しなおした、と思い「何度も何度もやってみたつもりだったが、哀れな実験結果だっ

た」と。最終的には上手な発声ができるようになった、つまり、欲しい
結果へ辿り着きました。けれども険しい道のりでした。

9. 抑制

　次の一回りが始まります。何度も何度もすこしずつ、最終的に、不要
な物がなくなり必要な物が起きてくるように進めます。

「私のテクニークの基礎は抑制にあり、…。（My technique is based on
inhibition,…）」（『いつでも穏やかに暮らすには』原典 UCL・p.88）と
記述があります。そうなると、本書を**ここまで全部わかった人**はもう全
てひとりでワークできるでしょうか。

（メモ欄）
ご自分の場合は、欲しい結果へ向けて何が必要で何が不要でしょうか。わかる範囲
で書き出してみましょう。

学び方を学ぶ

　アレクサンダーテクニーク全体像では3番にあった「学び方を学ぶ」という項目を細かく観ます。
『自己の使い方』第一章・段落38から引用
　　以下の信念はたいへん一般的に保持されているようである。我々が誤ったやり方で何かをやっているのを訂正するために、何をするのか別のことを教えてもらえば、我々はうまくできてあたりまえで、自分がうまくやれているなら全部うまく行っているように感じるという信念だ。しかしながら、私自身がしてきた全ての経験を通して示されたことを踏まえ、あえて言わせてもらうと、この信念は妄想にすぎない。

　エニアグラム作成時に、3番と6番には外からやってくる働きを置きます。全体像で3番にある「学び方を学ぶ」の中身とは、今までの習慣的な学び方とは異なる学習方法を知ること、になります。ところが困ったことに、ワークについて書いても話しても、言葉だけで全部をわかることはできないと言われています。万人に当てはまる部分があるにせよ、無意識的側面を意識化する必然として何らかの情報を取捨選択しなければいけません。意識化する道具は数多くあり、言語はそのひとつに過ぎません。

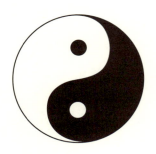

やれるところまで一般的な教育にある前提から見直してみます。'90年代オルタナティブスクール系の連続学習会で、ある発表者の解説してくれたモデルがありました。分りやすかったのでそれを用います。

表の表、大きな陽から示します。知の権力、知っている人が勝つという図式が前提にあるとしましょう。教師と生徒の関係に置いて、1. 教師は知っているし、生徒は知らない。2. 従って、教師の教えるとおりに生徒は学ばなければならない。3. 従って、教師は生徒に試験して、自分の教えたとおりにわかっているかどうか確かめなければならない。

ここから先は、私の思惑で太極図に従ってひっくり返していきます。

大きな陰です。1. 教師が知っているとは限らない。生徒が知らないとは限らない。2. 教師の教えるとおりに生徒は学ぶ、と決まっているわけではない。3. 教師がいくら試験しても、必ずしも、生徒が教師の教え通りに理解した確証にはならない。

陽の裏（小さい黒丸）です。1. 教師も生徒も知らないことがあるのに、その事実を無いことにして、わかったつもりで進めている。2. 生徒も教師も、何でもかんでも今まで教わったとおりでいいのかどうかまではわからない。3. 教師も生徒も試験するやり方が適切かどうか、前提を含めた全体を疑うことは可能だ。

陰の裏（小さい白丸です）。1. 教師と生徒で知らないことを調べていたら、もっと知らないことが明るみになってきた。2. その教師が知らなくても、別の教師からであれば生徒は学べるかも知れない。自分自身も含めて、動植物や世界そのものを先生とすれば可能性は広がる。3. 生徒は師の教えを時には別の手法で再試験して、ほんとうにいつでもそうなるのかどうか確認することができる。

本書では、上述した様々な立場を同時進行する作戦により学び方を学ぼうとしています。

開始点にした上記の大きな陽は、東大でも講義したことのあるミッシェル゠フーコー（1926～84）という風変わりなフランス出身の教授によるまとめだと聞きました。教授の調査によると、監獄と学校と同じような建物で同じような管理体制になっている、象徴的に「パノプティコン」制度という、そこで育てられた現代人はすっかり馴染んでいる、洋の東西を問わず家庭内でもそうした学びにおけるくびきがある、と。

　前出の学習会における発表者によって上手にまとめてあると思いました。こうやって自分の原稿にするにあたり、再確認のためにいくつかフーコー教授の著書をひっくり返してみましたがしかし、その通りの記述が見つかりません。OK、ダコ～?、でも何でこーふー?てか、どこがフーコーなの?（絵文字・花丸）。と若い衆から質問メールをいただいたとしても、そうなると単に、私が全世界に置ける「教育」のまとめとして適切と「思った」からとしか言えなくなりました。当然ですが教授の解説に太極図を、私は発見していません。そのうえ私の過去約30年の経験に、ワークの教師及び教師養成トレーナー・高校や予備校での教師・「オルタナティブスクール（フリースクール）」における子供らとの教育実践・NLPer としてのセッション経験・ヒマラヤンヒンズーやネイティブアメリカンのイニシエイションなどが含まれていたとしても、いずれにせよ、個人的理解の範疇を越えた記述のできるはずなどありません。つまり、意識調整する個人（Conscious control of the individual）によるひとつの見解にすぎません。

　さて、フーコー教授は同性愛（国によっては違法）や様々な麻薬の使用で逮捕されても、「自由」へ向けて公言し行動し、やめようとしませんでした。当初、米国バークレー UCSF からパリへ戻る途中に体調を崩し急死したいきさつは明らかにされませんでした。後年になってエイズだったと発表されました。人間は不条理なのだと、私のような田舎者でも思わざるを得ませんでした。それは本当に自由なのだろうか、と。

　出典が厳密な物も曖昧なものも、そこを明記したうえで、使えるものは使えばいいでしょう。物事には明確にできる部分もあれば、きっと、

あいまいにしておかないと本質が伝わらない部分もあります。マージョリー＝バーストー師によると、心身のバリケードを解くにあたり初めに必要な方向は「デリケート」です。

（メモ欄）

F.M. 氏の原典によると、意識や考え方が変わると身体も変わる、逆から述べれば、身体が変わると意識や考え方も変わる。そして相似形を成した関係性があり、自分が変わると周りに影響し、他人や外界の物体との関係が変わる。つまり、自分自身に置ける諸関係の変化が広がると、最終的に、家族・知人、会社・地域、町・市・県・国、近隣諸国・世界中が変わる、とあります。壮大なワークです。何か疑問があればどうぞ。

知覚の訓練

　33ページのエニアグラムを参照してください。アレクサンダーテクニーク全体像では4番にあった「知覚の訓練」という項目を細かく観るために0・9番に置いて、別の用語を加えます。

『自己の使い方』第一章・段落33より引用
　…私には実践ができるはず、どんな考えであろうと自分で望ましいと思ったように自分の身体動作くらいできるはずだと思い込んでいた。自分にはそのような動作をするのが不可能であると自分の発見でわかった時には、これはきっと私個人の特異体質だと思ったのだが、しかしながら、私が過去35年にわたる教授を通して出合ってきた人々や別の機会に観察をしてきた方々と実体験し、今では確信できる事がある。それは、私個人の特異体質ではない、ということだ。ほとんどの人が似たような状況において、全く同じ動作を引き起こした。私は実につらい妄想の中に居たのだが、実際にはそれが誰にでも起きていて、我々ができると思い込んでいるに過ぎないから妄想というしかない。「やるつもり」のことを動作して、そのときに習慣的であるがゆえに慣れ親しんだ知覚体験が含まれてくるならばそれはできる。それだから、別の「やるつもり」のことを動作してみたところ、今度は習慣と逆で、それ故に不慣れな知覚体験が含まれる場合まで同じように成功すると思い込んでいる、それは妄想だ。

0　知覚の訓練

　人間有機体が世界を認知する際には、必ず、自分の感覚や知覚機構を通った信号を利用しています。裏を返すと、感覚や知覚機構を通らない物は認知されないから存在しないのと同じです。「とおくにあってもちかくします。ちかくがなければちかくにあってもないのとおなじ」、色即是空・空即是色、そんなものがあるし、そんなものはない、となりま

す。なんとなく五感があるとすれば、見る・聞く・味わう・匂う・身体で感じる、となりましょう。もう少し厳密にするとまだ他にもあり、自分の身体が自分のものであるという感じ、例えば、自分の腕が上がっていればそうなっているとわかる感覚もあり、それは痛みやかゆみとも違うし、皮膚で接触したり温度を感じたりするのとも違う感覚です。内感覚や筋感覚と呼ばれます。こうやっていると、第六感・第七感とまだまだ増やせそうです。そこで便宜上、三つの大枠に整理します。視覚・聴覚・体感覚（Visual・Auditory・Kinesthetic）です。それぞれの頭文字（V・A・K）もよく使われます。煩雑さを避けるために体感 K に味や匂いや筋感覚も含めておきましょう。視覚・聴覚・体感覚をおおよそ、自分の外側（ e ; external）と内側（ i ; internal）に分けます。V・A・K それぞれに e・i があれば、3 × 2=6、知覚は 6 通り、Ve・Vi・Ae・Ai・Ke・Ki、と、ひとまずそうします。神経生理学などでは六つどころかどこまでも細かい分類がなされています。人の大脳においておおまかに、右と左、前・側・後頭葉で情報処理の質が多少異なるとすれば 6 種類になりますがしかし、脳には大脳新皮質・旧皮質・中脳・小脳・間脳とあり、さらに延髄や中枢神経系まで取り上げればキリがありません。とにかく全体を偏ることなく訓練して知覚を広げます。自分では気づいていないところに知覚の扉がいくつもあります。順番に必要に応じて扉を開けたり、意図して回路を一旦停止したりするやり方を学びます。

1　視覚

　いわゆる 0.3 とか 1.5 とかの静視力も含みます。しかし実際はずっと広範囲です。目の前で起きていることを厳密に観察する能力は基礎です。これからどうなるのか見えてくる、つまり、おめでたの彼女の 8 ヶ月後、樹木を植えた山の 100 年後、そうした想像力（想いで像を結ぶ能力）もあります。「あの人は遠くまで見通す人だ」「その方面に明るくなりたい」など、見える能力に関連して世界を広げます。共感覚と言う用語があり、実生活では複合していて、例えば、優れた絵画の見た目が美しい（V）のは当然ですが、味わいやリズム（K）があるし、ハーモニー（A）があります。

61

2 聴覚

　外の音が聞こえる能力は基本です。一方で、ろうあ者になってからも ベートーベンは耳が良かった、つまり Ai が優れていました。さらにもう一方で、音楽家は音に敏感である、という命題には是非があります。音を聴いたとたんに頭の中で楽譜上の音符に直す習慣を長年付けてきた結果、今、そこで出ている実音の質変化に全く気づけない「音楽家」のなんと多いことか。そんな人は、自分の演奏している最中に空気を振動させている音波をあまり認知していません。楽譜上で少し先にある音符を見ながら（Vi・Ve）楽譜上の音を頭の中で鳴らす（Ai）ようにして、今出ている音（Ae）を聞かないように練習してきたからです。人の話を聞けない人もちょっと似ていて、他人の話を聞いたとたんに自分の過去に照らし合わせて、自分の話しを頭の中で蒸し返しています。外界の音（Ae）の中身をちっとも聞かず、自分の知っていることを思い出すだけ（Ai）になっています。よその専門家やモノシリ顔がワークを知ったかぶりした言説を述べており、うんざりします。誰でも素直に、よくわからない、そこから始めると上手くいきます。言語化する・理論化するというのも聴覚に入れましょう。

3 認知する能力

　自分に今ある視・聴・体感覚を使いながら、まさしくその視聴体感覚を伸ばそうとする訓練です。気長に根気よくちょっとずつ認知する能力を高めます。終わりはありません。その気になればいつまでもどこまでも認知する能力は高まります。

4 体感覚

　とりわけ体感覚は勘違いしやすいようです。感じの中で、気持ち（うれしい・かなしい・ただしい・おかしいなど）と、現実認識（暖かい・冷たい、接触している圧力の強度、いたい・かゆい、など）の区分けをするには訓練が要ります。そんな訓練のできている一般人はほとんどいません。考えている・思っているつもりで、実際には、「感じている」人が大半です。自己再教育が必要です。実例を挙げます。教師の手助けで、生徒がクビをラクにアタマをほんの少し上に行くように変化したら、

その生徒は何も感じないこともあるし、何か感じることもありますがしかし、アタマが上に行ったと感じることはごく稀です。実際に生徒さんから聞いたセリフがあります。軽くなった・重みを感じた・ふらふらする・しっかりした・持ち上がった・地に足がついた・背が伸びた・曲がった気がする・重心が違う・前屈みになった・猿みたい・気持ちいい・気持ち悪い・面白い・何かヘン・ラクになった・強烈に痛い等々、ありとあらゆる表現が「生徒の感じとしては正しい」でしょう。同時に、起きた現象の物理的記述としては全て不正確です。

　エニアグラムの右から左へ移行する部分です。まず生活のひとコマを挙げます。小休止に水を飲もうと思って（A）立ち上がり（K）、浄水器の蛇口をひねろうと思って（A）実際にひねり（K）、コップで水をくみ飲んだ（K）、おいしい（K）。ずっと目視で確認し（V）、それで思って（A）、動いて（K）感じる（K）という順です。F.M. 氏によれば「感じをあてにして動くと必ず過ちになるとわかった」。その通りです。液体に触る前に、熱いか冷たいか感じる人などいますか。その感じで動いても、そうなるとは限らない。現実が熱湯なら、いくら冷たいという感じで動いても、ヤケドします。

　次に、F.M. 氏が自分で見つけていった「自己」の事例を挙げます。舞台で朗誦する感じでやったら（Ki）、声が出なくなりノドが痛くなりました（Ae・Ke・Ki）。自分で鏡を使って自己観察（Ve）しました。初めは特に何も見えなかったのですが、他に方法が思いつかず（Ai）、仕方なくしばらく観察を続けました。そのうちに上達してきて、アタマとクビのあたりで何かやっているのが鏡に見えるようになりました（Ve）、ところが、自分ではその動きをやっているつもり（Ai）もやっている感じ（Ki）もありません。しかし、引き下げたアタマが後ろに行っているのを鏡に見た（Ve）ので、自分でそれを前に上にやろうと思って（Ai）、やろうと（Ki）しました。失敗ばかりでした。どうやら感じ（Ki）でやろうとしてもできないとわかり（Ae・Ai）、新たな考え（Ae・Ai）に基づいて、実際に動かす（Ke）前に、自分のアタマが動く方向を鏡の中

の自分に投影（Vi）すると考え（Ae・Ai）、…というように分析していくと、手がかりになります。

　鏡に映る自分のアタマは下に行っていましたが、F.M. 氏にはアタマを下にやっている感じがありませんでした。次に、アタマを上にやる感じで動かしましたがしかし、鏡に映る自分のアタマは下に行きました。要するに、VとKが不一致でした。自分にやれるような感じがしても「それは妄想だ」と。度合いの差こそあれ、世界中の人類においてV・A・Kが不一致だと、F.M. 氏は発見しました。

　解決に向けて特別な訓練が必要です。自分を観るなら鏡に映したり映像に撮ったりしないと実際の動きはわかりません。感じではわかりません。

　外界であれば、ヒトは見ながら作業できます。その際の行為する順番は、見てから、思う→動く→感じる、となるでしょう。そこで AT 教師はヒトの鏡になるべきです。

5　外部環境

　我等は、外界と相互に影響する関係にあります。空気・温度・湿度・光・音、化学物質・不要な電磁波・微量放射能、食べ物・飲み物、昆虫・植物・動物・微生物、心の許せる人・危害を加える人、などいろいろあります。くつろげる状況でも危険にさらされていても、自分自身の生存のためにワークします。自己再教育により自己手段を吟味する練習ですがしかし、場合によっては、外部環境にある原因に働きかけない限り、結果に出た不具合は取り除けません。

6　変化

　人が外界を認知する際に、差異があるとわかりやすいでしょう。同じ25度の室内に外から入ってきても、真夏に外気が36度のときと、真冬に外気が2度の時と、暑いか寒いかの感じは正反対になります。人は変化を認知しています。適切な指導により視聴体感覚を磨くと、以前には感知できなかった変化に気づくようになります。

7　内部環境

　自分の内側から来る刺激もたくさんあります。とおりゃんせ、この道とおそうか、闘争か逃走か、自律神経系の働きも関連します。当初は外界に対する反応だったとしても、筋肉をぎゅっとすると（とりわけクビ回り）、その部位で生体は種々の化学物質を生産します。筋肉収縮に関連する尿酸や乳酸のような「疲労」物質は痛みの元になります。神経伝達物質（アセチルコリン・アドレナリン・ノルアドレナリンなど）の生産が多いと、不安やいらいらを生みます。自分で自分を興奮させながら、ますます余計な緊張をやってしまうという回路が全開になったまま戻れない状態は、最悪の場合「神経症」と呼ばれます。一方で、もし神経系や筋肉系の不要な動きを減らせるならば、付随して生産される化学物質は減り、その結果である「神経症」は減るでしょう。訓練のない人がパニックになるほどの不慣れな状況下にあっても、そうしてずっと余計なものを減らす訓練をした人ならばきっと、適切に調整できるでしょう。アレクサンダーテクニークがイスラエル空軍や英国軍に採用されている所以です。

8　経験値

　初めてで全く不慣れな環境に置かれたとしても、それを繰り返せば、だんだん慣れてくるので「不慣れ」ではなくなります。ただし勘違いしないでください。適切に調整できた人がいたとしても、朝起きたばかりで寝ぼけ眼の時と、観客を前にした舞台上と、筋肉収縮に関連する神経伝達物質の分泌量は異なります。寝起きよりも、舞台上で必要な動作や発声などはたくさんあって、興奮も緊張も多いでしょう。そうした行為に、必要な分量の化学物質も含め自分全体を使える人になる、そうした訓練をします。このように舞台負けやアガリ症にワークが有効な理由は明確です。何千回ワークしても、毎回違う、毎回初めての部分があり、どきどきわくわくすることも落ち着くこともあります。

9　知覚の訓練

　緊張も緩和も、その感じに引きずられるのではなしに、それを楽しみながら有効に、もう一回りしませんか。

（メモ欄）

一般的に現在のアレクサンダー教師には体感派・K系の人数が多いようですが、創始者も含め優れた先輩方はVAK全般に通じています。訓練にあたり自分をちょっぴり知るために、皆さんのわかる範囲で、ご自分が視・聴・体感覚のどれが好みで、どれが少なめか、記してみましょう。例えば、話が見える系の人はV系、話が理解できる系の人はA系、話が腑に落ちる系の人はK系みたいなところです。もしかして、見えてくれば理解できるしきっとそのうち腑に落ちるでしょう。どうですか。

エニアグラムの折り返し点

　アレクサンダーテクニーク全体像のエニアグラムで右側から左側へ上手く通過できれば、後はわりあいに滑らかです。そんなわけで実は項目のない空白部分が関所です。ここで体感覚や視覚や聴覚の相互不一致についてもう少し見直します。中立的に別の言葉にしますと、現実的な現地において、ヒトが現地の認知をする際に、体感覚や視覚や聴覚のそれぞれで差があるということです。そう言いなおせば、避けがたいとわかります。

　例として読図を挙げましょう。仮に地図が十分に正確であり、それを正確に読み取りながら道を進めば、きっと皆さんは目的地に到達するでしょう。同じ正確な地図だとしても、読解できなければ途方に暮れるでしょう。あるいは目的地を決めていなければ、到着したかどうかわかりません。

　もしかして不正確な地図であれば、どれほど正確に読解しても、というよりその地図に従えば従うほど、いつまで経っても目的地にたどり着かないでしょう。ここに反論する方はいないでしょう。

　さて、我らの心身は命ある現場です。言葉は記号であり地図です。言葉のみではどれだけ書いても話しても必ずしもワークの全てを伝えることができない、と言われるのも言葉は現場の全てではないからです。地図は現地ではありません。

　そうだとしても、上述の地図に関する仮説を当てはめると、正確な地図を正確に読解すれば目的地に到着できます。本はワークに役立ちます。そこで、記述は本当に正確なのか、自分は正確に読解できているのか、どうやったら知ることができますか。

　F.M. 氏の第二作『建設的に意識調整するヒト』に示唆があります。第一部・感覚的評価に関連する人類進化上の発展、それから、第二部・第三章・不完全な感覚的評価（imperfect sensory appreciation）となっています。実は、英文の原書で 250 ページの一冊全部が**感覚的評価**に

ついての評論です。

この用語**感覚的評価**に関して、現在も世界中に続く大混乱があり、その主責は創始者にあります。少し長くなりますが、問題箇所を『自己の使い方』第一章から引用します。数字は段落番号

44. それで導かれたのは、長考し全体の質問自体を捉え返すところだった。方向を指示しながら自己を使うとはいかなることかと。

（原註。私が利用している用語「方向」や「方向を指示する」というのを「使い方」と一緒に文章にすると、「ある方向を指示して（ある方向へ向いながら）私を使う」とか「自分で行く方向を決めて特定の使い方をする」のようになる。このプロセス（道筋）に含まれ投影されるメッセージは脳で始まり、全体の機構に届き、そうやって指揮されたエネルギーが必要に応じて特定の使い方のために用いられ、こうした機構で働くと示唆したい。）

「この方向は一体どちらか」、「何を論拠としてやっているのか」と私は自問するよりほかなかった。以前には一度も考えたことがないから、どうやっているのか、私がどちらの方向へ向かい自己を使っているかなんて思いもよらなかったと認めざるを得ない。ということは、自分を使うときに習慣的にやっていたに間違いなく、そうやって自分では**自然に感じられる**ようにやっていたことになる。言い換えれば、私も他の皆さんと同様「感じ」に依存しており、感じで方向を決め自己の使い方を決めていたのだ。しかしながら、実験結果を元にすると、感じに頼るやり方で方向を決めると、必ず失敗する、そう判断できた。（例えば、実際には頭を後ろに下にやってしまっているのに、自分では前に上にやっている感じだった時のように。）「感じ」によって引き起こされる方向へ自分を使うと、信頼に値しないと証明された。

45. いやはや、いっぱい食わされた。誰か袋小路に陥った人間がいたとすれば、何を隠そうこの私だった。ここで私がぶち当たった事実により、自分の感じを自分の唯一の道案内としてそれを頼りに自分の行く方向を示し使い方を決めると、それは必ず信頼できなくなると明確になった。当時、それは私独自の奇癖で、自分だけが例外なのだと

68　第一部　アレクサンダーテクニーク

信じていた、というのもまだ継続して自分の不健康に悩まされていた記憶があるからだ。しかし、他の人々と試すようになるとすぐに見えてきた。ある人がその人自身を使う時にその人が自分ではやれるつもりと思ってやろうとしていても、その人も感じによって行く方向を指示し使い方を決めている、要するに、みなさんも私も同様に全く信頼に値しないとわかったし、実にもし差が有るとしても、この観点ではみなさんと私の間に有るのは度合いの差くらいのものだった。勇気をくじかれたが、しかし、こんなことぐらいで諦めるわけには行かなかった。再検証を始め、今までの発見に潜んでいる可能性をめくって行き、全く新しい領域で調査しようと、私は何かに取り憑かれたように探求心を燃やし続けた。「確かに、」と、「感じが信頼に値せず行く方向を指示する手段とならない可能性がある、ならば可能性として同様に、感じが再び信頼に値するようになるやり方もきっとあるはずだ。」と自問していた。

F.M. 氏の使用した用語は「**誤った感覚的評価（faulty sensory appreciation）**」です。原著通りにするなら「誤った感覚的評価」を選ぶべきでしょう。ところが、これは欲しくない物です。それで欲しい物にして肯定形で言う必要があります。

そうなると「正確な感覚的評価」ですか。（「…ならば可能性として同様に、感じが再び信頼に値するようになるやり方もきっとあるはずだ」と自問していた。）ところが、『自己の使い方』ではこのあと論点が飛んでしまい、シェイクスピアのセリフや運動選手についての解説、お父様との会話やらになります。自問していただけで、このあと何処にも明解な答えがありません。困りました。

私（ATJ）がアレクサンダーテクニーク全体像の用語に「知覚の訓練」を選んだ理由があります。「正確な感覚的評価（感じが再び信頼に値するようになるやり方）」などそもそも存在しないからです。科学は仮説に過ぎませんし、厳密には「評価」を解けません。

成績や政治や思想信条に全く関係ないところで、事例をあげましょ

う。まず、快適と評価できる温度です。とあるやり手のおばさま支店長は真夏に冷房のよく効いたオフィスにおいて、気持ちいいという感覚的評価をします。同じ温度の建物内で厚めの靴下をはいてカーディガンを羽織っている冷え性の女子社員には寒すぎて、不快という感覚的評価です。別の外資系部門にいる帰国子女の女子社員には私服出勤が好まれていて、生足にミニスカート・スリップドレスと露出度が多ければ本人は涼しくて快適と評価しています。おじさん中間管理職は目のやり場に困り、部下から目をそらすのもじろじろ見てセクハラといわれるのもどちらも嫌だし、とても快適とは評価できず、むしろ居心地が悪いようです。ダサイ中年男性というだけで、バイリンガル・トライリンガルの若手女子社員からの評価は悪く、何か問題になる前にその部署は女性の管理職に変えようと人事部で話されています。派生案件も出てきました。

　どの人も自分自身の感覚的評価を基準にしたら、相手の感覚的評価とは一致しません。

　もうひとつわかりやすい例で味覚をあげましょう。おいしさについて評価しようにも結局は好みです。事例を麺類にします。うどんのお出汁について四国の讃岐を代表に関西では全般に薄い色あいで、こちらが私の好みです。たまに関東出張したときに、急ぎの昼飯にうどんを頼んで、目の前に出てきてから「しまった、トーキョーだった」とがっかりすることをクセのように繰り返していました。「麺のコシやあじわいなんかもわからへんのとちゃうか、しょうゆで真っ黒や、どないしょうゆうねん」と。ところが必ずや反論があるでしょうし、関東出身のうどん好きは、関西味など物足りず「しどいねぇ、こんな味のねえもんをうどんだなんて呼ぶヤツの気がしれねぇ」とおっしゃるかもしれません。

　誰にとっても、冷房のかかっている室内は真夏の外気と比較して温度が低いと**感じる**し、関西味と比較して関東味は醤油が多いと**感じ**ます。感じる感覚は誰しもおおよそ同じ方向です。再び急所を述べますと、問題は「評価」にあります。

　するとここで興味深いことに、草稿段階の本文をお見せしたファンの方がご意見を下さいました。「帰国子女が暑がりで露出狂とは限らない

でしょ」と、それから「関東味はしょうゆ味だけど、関西味はずっと塩味が強くしょっぱいし、こんな田舎もんのセリフは栃木か群馬の人しか言わない」と。ちなみに、その方は千葉出身です。

確かに、帰国子女の男性で寒がりもいるでしょうし、LGBT の管理職もいるでしょう。関西と関東の比較、と言われても九州人はどうなるのかとか、北海道を離れたことの無い人にはわからないとかの見解があれば、ごもっともです。個人的に濃い味の好きな関西人も、薄味好きの関東人もいるでしょう。ざるそばであれば、出雲そばの甘めのそばつゆより江戸前の方が私の好み（高評価・イイネ）です。

上述のエピソードは私が取材した実話です。件の会社は有名な一部上場企業の名古屋支社です。うどんについては東京の錦糸町で地元の方から聞きました。現地はケースバイケースです。いつでも同じになるとは限りません。出雲大社参拝の帰りにおじさんが立ち寄るのは、市庁舎裏にある地元のソバ屋です。蕎麦湯が出てくる際にそばつゆも新しいのをくれます。好みで混ぜ合わせると、そばの香りが引き立つと同時に魚の味がフワッと変化して甘さが程よく別のスープになります。これは実に美味でございまして江戸前を超えます。日本人でよかったと思える貴重な瞬間です。それにしても、単なる好み（高評価・イイネ）がころころ変わるのは私だけでしょうか。

自分の評価と異なるからと、事実そのものを無しにしますか。あるいは、本に載っているから全て正しい、という評価をしますか。それでは両極端のやりすぎです。誤った感覚的評価（faulty sensory appreciation）を分解すると、誤った評価（faulty appreciation）であって、誤った感覚ではないでしょう。何かを感じるところまではただ感じたのであって、人間有機体の正常な反応です。

知覚の訓練で第一に重要な箇所は、正・誤、善し・悪し、正解・不正解、うまい・まずい、気持ちいい・気持ち悪い、出来た・出来ない、合格・不合格、上・下、前・後ろ、などと評価するのを少し待つところにあります。なぜなら、そうした評価基準は旧式の慣れ親しんだ感覚的評価にあり、それは、誤った感覚的評価に他ならないからです。

この段階で欲しい考えは、見て思って動いてから、感じがあってもひとまずそのままにする。とおくにあってもそば屋です。感じを絶対評価にしません。

（メモ欄）
皆さんの自然な感じとはなんですか。今まで不自然と感じずに何十年もいたのは自然だったからですか。もしかして、自然・不自然という基準は使えなかったとしたら、どんな基準なら使えそうですか。

方向

34ページのエニアグラムを参照してください。アレクサンダーテクニーク全体像では5番にあった「方向」という項目を細かく観るために0・9番に置いて、別の用語を加えます。

『自己の使い方』第一章から引用、数字は段落番号

50. するといくつか確かな点が浮かび上がり、とりわけ印象的なものは以下の通り、

（i）私の**感じ**で頭を前に上にやろうとする時に、頭を引き下げ後ろに下にやってしまった。それで、特定の使い方で特定の部位を動かしそれが誤った方向に行っていることと、こうやって誤った方向へ行くのは信頼に値しない感じのせいで引き起こされていることが判明した。ということは、

（ii）この誤った方向へ直情的に行くと同時に、信頼に値しない感じを伴うし、それが部分やまとまりを形成しながら、私の習慣的な自己の使い方になっている。

（iii）この直情的な誤った方向でたどり着くのは、誤った習慣的な使い方で自分を動かすところになり、そこに、誤った使い方が私の頭と首で生じることが含まれていてもっとも気がつきやすく、その働きによって望ましくない結果がもたらされるから、自分の声を使おうとするとこの誤った方向へ行っていることがわかる。言い換えると、私は直情的に即座に反応（反作用）してしまうような刺激を用いて自分の声を使っている。

51. もう一度じっくり考え直して、この重大な出来事の最後のポイントを見ていたら、私に以下のことが閃いた。もしかしたら刺激がやってきて声を出そうとする時に自分で抑制できるかもしれない、つまり、頭と首を誤った方向にやって引き起こす誤った習慣的な使い方、これを減らすにあたり、自分でやめられることが必ずあるはずだ、と。自分の不満足な反作用を用いて朗誦するという考えをその源泉で

止められるはずだ、と。以前の朗誦時には、頭を引き下げて後ろにやること・喉頭を押し下げてつぶすこと・口から息を飲み込むことが現れていた。いったんこうした誤った方向へ行かないように制することが可能になれば、私の次の一歩は新しく発見することだろう。どちらの方向へ行けば、しっかり頭と首が動いて新しく改良された使い方ができるのか、そして間接的に喉頭や呼吸や他の機構がうまく働くのか、そのような私の信じられる方向へ行けるように実践していけば、不満足な反作用でやることなしに、特別の刺激を用いて確実に満足に向いながら自分の声を使う可能性があると思った。

0 方向

　単純な開始点のために、上下に線を描いたとしましょう。線分上のどこかに基準点を置いたら、そこから、上へ行く方向もあるし、その逆に、下へ行く方向もあります。数学でやるベクトルみたいに、ある点からどこかへ向く矢印（↑・↓）が方向です。同じ点に留まっているなら「ゼロ方向」と言えます。初期の F.M. 氏やおそらく全世界にいるほとんどの大人はどんな日常行為においても、つまり、立ったり座ったり話したり食器を洗ったりする時に、アタマを下方向にやってから動いています。自分でやっているつもりが生徒になくても、実際には、首まわりに余計な緊張をしてから動作するところを、教師は確実に観察できなければいけません。知らないうちにやっている方向があったとしても、それを知ったのですから、当初 F.M. 氏は反対方向へ、つまり、上へやろう、としました。ところが、上へ**やろうとする**と、アタマは下へ行きます。今までの余計なものをやめないままで、さらに何かすれば、その分の筋肉緊張が加算されます。さらなる収縮をします。それは短くなるとも言え、短くした脊椎になります。短くするのを予防すれば、長くなる脊椎と呼べましょう。教師によっては、口頭による指示で「なにもしない」と言いながら適切な手技による補助をします。文脈によっては、動作と言葉が一致してうまくいくでしょう。しかし実際の現象が生じるには「なにもしない」わけにはいかず、かならず何かが働いています。アタマの重

74　第一部　アレクサンダーテクニーク

さを支えるために、必要な部位で必要な分量の筋肉が働かなくてはなりません。逆説的に観ると、眠っているときは姿勢保持する筋肉群がなにもしないので、アタマを支えられませんし、自立して座っていることも立っていることもできません。ここで問題の目覚めているときに、もし何か余計なことをすればその分、余計な筋肉は収縮する、すなわち全体の長さは短くなります。そこで「なにもしない」を厳密に言い換えると、何かしら余計な動きがあったとして、それをしない、ことでしょう。そのようにできれば必要な分量だけで済み、やりすぎで下に行っていたアタマは、やりすぎていた配置からわずかに上に行きます。ワークの方向がわかってから、F.M. 氏が思い直したのは予防的な方向です。下にやらなければすなわち、上です。まだ汚染されていない幼子やネコ科の動物は美しい方向をよく示していて、クビをラクにアタマを身体からほんの少し離すようにやりながら全身動作しています。

『建設的に意識調整するヒト』**第二部・第四章・実例**、「後ろから椅子に手を置く」手順の解説から抜き出しました。数字は引用文中のものです。

1. 短くした脊椎

　反論者が正々堂々と言いかねないのは、これが実践的に不可能なことだがしかし、我々の扱うところにそんな**使い方**の脊椎があって、そこに最も共通した欠陥が出ており、人類種は今日において、過度に湾曲した脊椎をやり、そんな自己の使い方で動作する日常生活を送っていれば、当然、これが原因になって短くした身長となる。…

2. 長くなる脊椎

　前述に提示したところを見て、仮に、我々が修正するならば、湾曲した脊椎において、我々の向かうのはそれを長くする方になろう。…

3. 緩む首

　生徒諸君はかなり混乱しており、その人の試みに従った指揮で緩めるように、どこかの部位を有機体でそうやろうとすると間違う。よく目にする教授法において生徒や教師らは完全に過信しており、仮に、

どこかの部位が有機体で過剰な緊張をしているならばそれを緩めることができる、つまり、することで**緩めるような直接的手段がある**、としている。これは妄想であり、彼ら側のものであるが、それにしても彼らに納得してもらうのは難しい。第一に、もしかして人によっては稀に除去に向かい、特定の緊張減少が起きたとしても、そこで、ある部分がだらけた部位になって懸念されるか、あるいは別の部位にだらけが生じるか、おそらくさらに、全般的なだらけが有機体全体に及ぶであろう。…

4. 頭が前に行くので上に行く

これはたいへん不適切になるかもしれず、頻繁に混乱する語句として使用され、ある手段で伝達するために我々の考えを言語化したものであろうとも危険を孕んだ指示になり、寄与するどんな生徒に対しても、ある時点で、当該教師が第一に実演して見せて、教師の意味付けを寄与する生徒に対して、その**手段を操作（手技）において**、確実な実体験を含ませるまでは、据え置かれる。

5. 広くなる背中

この指示にあたるとしても最終のものであるし、欠点群において、よく考え抜いた末にある言い回しにして伝達にあたる考えであり、そこで、我々の期待する生徒に正確な解釈をしてもらうとしても、ある時点で、これを寄与する教師が実演可能であり、自分の意味するものをやってみせることで再調整された生徒の有機体にその結果となる望ましい状況がもたらされるまでは、据え置かれる。

何が実際に生じるかというと、そこで引き起こされるとても印象的な変化があり、ある配置になる骨格構造が胸部にある、つまり、とりわけ顕著になるのは背面から見た場合の変化であり、同時にそこで恒常的に拡大された胸郭容量となり、それに伴って著しく増加する胸部の可動域になり、そうすれば、そこに最小の筋肉緊張となる全体機構も含まれる。

6. 身体の支えに腕を用いること

この指示を寄与する生徒には、後ろから椅子の背もたれを掴むよう

に座位か立位かでやってもらい、そこで教師は与えられた機会に確保して、ずっと素早く容易に生徒が特定の実体験をするように、それを必須要素とする特定の段階においてワークを進め協調へ導く。様々な細部まで**手段を吟味すること**になり、そんな使い方を示す腕や身体となるところで、そうして獲得するものを用意周到に筆記するのは不可能であり、なぜなら、対応する要求が各々の生徒で異なり、各々がほんのわずかな段階において進行中だからだ。こうした理由により、「正確な位置」や「姿勢」の見つかるところなどないから、実践的に教授するテクニークを用いて、ワークにより再教育を提唱している本書に記述しない。ある正確な位置や姿勢を提示すると、ひとつに固定した姿勢になるし、ヒトが保持してひとつに固定した位置にいるならば成長不可能であると、そのように我々は成長を理解している。今日の正確な位置と一週間後の正確な位置と同じであろうはずもなく、それというのもどんな人でも進歩を続けているからであり、そんなワークにより再教育や協調へ向かう。…

　…『人類の最高遺産』に、**生徒が依頼されて椅子に腰かけるところで従う原理やテクニークを特別に書き留めた、…生徒が次に依頼されて、寄与する以下の予防的な指示がある。**そのやり方で正確な指揮や指導にあたると、**生徒の依頼される指示で、首をラクにしながら、さらなる指示で、頭が前に行くので上に行きながら、長くなる脊椎になる。**…

　…実例において、この段階で、説明を受ける生徒に対して出される指示は単に**予防する**ことである、つまり、投影された願望に**どんな企てもなく、生徒側には運用しようとかうまくやろうとかそんなものがない。**…

ここからの数字はエニアグラムの番号です。

1　クビがラク

まず必要な方向は「許す（let）」です。クビがラクになるといいなあ、とお願いするようにデリケートに思うことです。知覚の訓練からの続き

でぜひ覚えておいて欲しいのは、実際にクビがラクになったとしても、クビがラクになった感じがあるかどうかは重要ではないことです。起きた現象と、その人の感じとはたいてい一致しません。ラクというのは、不要な緊張がなくなるけれども、必要な緊張はしている状態です。

2　アタマが前に上に

　始める前に余計な緊張によってアタマが引き下げられていたならば、ワークによってその緊張が減った後に、ほんの少し、アタマは上に行きます。あるいは、アタマを下にやるのを予防するために、上に行く、と思います。ここで AT 界での勘違いを解説しておきましょう。「前に行くので上に行く（forward and up）」という記述の元は、F.M. 氏が自分に出していた方向のオーダー（指令）です。氏のクセで、自分の頭を**後ろに**やりながら引き**下げて**いましたから、その反対が行くべき方向だろうと。確かによく似たクセの人は多いでしょう。一方、別のクセになる事例で、日本の満員電車でよく見かける猫背のようにしてクビをうなだれた人の場合、アタマが前へ落ちて下に行っています。そんな人の場合、上に行くためには、アタマは後ろへ行かなければなりません。現地に合わせてケースバイケースです。いずれにせよ、下に行くのを防げば、そこよりは、ほんの少しアタマが上に行きます。上手な誘導や教師によるハンズオンなどで、いわゆる AO 関節（Atlas と Occipital、脊椎のてっぺん第一頸椎と頭蓋骨底部（後頭顆）との接点）、これを「知る」と、生徒は初めてのレッスンでもアタマを上にやれます。解剖図で AO 関節を見ると、両耳の穴を結んだラインと鼻の付け根（両目の間）から後ろへ水平に引いたラインの交差点近くにあります。別の言い方では、上あごを舌でなぞるとくすぐったいところがあり、そこからたどっていった喉の奥のほう、とすると想像しやすいでしょう。一方で、頤（おとがい）はヒトの下あご（もしくは下あごの先端）をさす解剖学用語です。一般人は勘違いして、頤あたりに引いた水平ラインにアタマとクビの関節があるかのように動かしています。しゃれこうべを観れば、たいていの人が思っているより、実際の AO 関節はかなり上にあります。思い方が修正されるだけで、下に行っていたアタマは、そこからほんの少し上方向

に行きます。

3　対向

　無重力状態の宇宙ステーション内ならいざ知らず、我等の日常生活では物に重さがあります。簡単な物理です。上から下へいく重さがあるなら、それと同じ重さの分量で下から上に押し返されています。窓からある程度重さのある物を放り出せば、はじめ上から下へ行くだけですが、速度も重量に加算されて、地面とぶつかるときには急に下から上に押され、その物体は傷ついたり壊れたりするでしょう。重力と反重力の関係とします。ゼロ方向といえども、そう考えると、ある方向とその正反対の方向が対向しています。立位の人であれば、アタマの重さは主に脊椎を通って、他の部位の重さも加わりながら脚へ移動し、最終的に足の裏から床へ行きます。道理では、同じ分量の力が床から上向きに働いています。実験的に、体重60kgの人が片足で立てば、足の裏を60kgで押している、いうことは、床から60kgで押し返されています。もし押し返す力が少なければその人は沈んでいきます。もし押し返す力が多ければその人は持ち上がっていきます。（何のことはないエレベーターでした。）このようにまず直線上で双方向になる対向があります。上下だけでなく、左右や前後においても対向しています。そして包括的に、上下・左右・前後、という三つの方向全体を一度に観察すると、それぞれがお互い直角に向きあっています。つまり、全体の視点に大変重要な事実関係として、**直角対向**があります。フレミングの左手の法則（電流・磁場・動く力）の示す矢印と類似しています。残念ながら世界中に、この直角対向を知らない教師がいます。

4　背中が長く広く

「背中」と日本語にした元の英語は「back」、本意は後側全体です。ここでの定義は、一般日本語で呼称しているクビの後ろ側から肩・腰・おしりの途中までを含む、としましょう。こうした広範囲を、あえて「バック」と呼ぶ日本人教師もいます。人間有機体の全体を扱うならば、どこまでがアタマで、クビで、back・後側で、どこから脚か厳密な線引きは出来ません。だいたいで結構です。だいたいに全体に、バック・後側

全体が上下に長く左右に広くなるといいのになあ、とお願いするように
デリケートに思います。

　エニアグラムの右から左へ移るところで解説します。
　・直角対向なしで教えている人がいます。背中が長く広くなると、ぺ
らぺらの平面人間になります。風で飛ぶようなふわっとした気持ちいい
感じのワークになるかもしれません。感じで進めば、いずれ八方塞がり
です。
　・胴体全体で広がるなら、上下・左右・前後に広がります。『人類の
最高遺産』には、胴体全体を押しつぶして体積減少している動きを止め、
逆方向に行く、つまり、本来の大きさや長さを取り戻しながら内側の内
蔵臓器に遊びを作って全体でうまく働くようにするやり方について、そ
の意味なども含め厳密な記述があります。
　・四肢にも影響します。望ましい方向へ行く現象を記述すると、余計
な収縮が減ればその分背中や四肢が伸長する、さらに同じ内容を言い換
えると、後側全体が長く広くなります。およそ四肢を動かす筋肉は脊椎
まで繋がっています。四肢を不用意に縮めると背中全体が短く狭くなり、
クビが固くなり、アタマが下に行きます。行ったり来たりです。
　・不要な収縮を減らすことが重要であり、同様に必要な筋肉群の適正
な収縮は重要です。人によっては、本来働くべき必要な筋肉群が長年さ
ぼっています。それを訓練するとなれば、とてもラクには感じません。
室内で静かにワークしていたはずなのに、遠泳やマラソンをした後のよ
うな全身疲労や筋肉痛などの起きることがあります。パリにある教師養
成校では、練習生が倒れてしまう前に鼻に嗅がせる生薬アロマの気つけ
薬が置いてありました。
　・方向の記述は勘違いの起きやすい所です。主な理由は、起きた現象
の記述ではあるけれどもそれをやろうとすると余計なことをやってしま
うから、目の前で動きを観たらなんとなくわかるけれども言葉だけでは
伝わりにくいから、です。
　・（**Direction**、**Directions**）の日本語訳として、主に**方向**としましたが

しかし、様々な意味を含んでいます。（方向の）指示・指揮・監督・演出などです。どちらに進むのか道を指し示します。方向を出す（方向性を出す）人として、演出家や映画監督は「ディレクター」と呼ばれます。

5　足の裏は床へ

　自分自身の立脚点・立ち位置・地に足が着きます。四足動物（ケモノ）には踵（かかと）がありません。猿にもありません。動物を観ると、すねからL字型になって足があり、つま先だけが接地しています。一方の我等、ヒト種は直立二足歩行をするように進化し、新たに踵が発達しました。すねからくるぶしになり、そこで逆T字型になり、骨格としては弓なりに、踵とつま先が接地するよう設計されています。ケモノと比較すると、端的に、進化はヒトの踵に現れます。足の裏で体重を地面に伝える部位が踵・足の母指球・小指球の三点保持になっていて、その三点を結ぶ線がアーチになっているとさらに望ましいでしょう。扁平足の人は、上から来た重さを、土踏まずを踏みつけることで床へ伝達しています。たいていそんな人はクビを固くアタマを下に背中を短くしています。関連して、膝を曲げる場合に、ヒザが前に離れる（forward and away）という方向があります。これを勘違いして、立位でいる際にずっとゆるい感じで膝を曲げていると病気になります。現代人には踵（かかと）をしっかり使わないでつま先側につんのめっている人が多く、それをラクと感じているかも知れませんが、残念ながら実際には退化しています。個別で厳密に観察する必要があります。

6　全方位

　行くべき方向は「こころ」も「からだ」も含んだ全部、つまり、心身における遠心的な全方位にあります。

『自己の使い方』第一章より引用、数字は段落番号

　　35.…自分が長いままでいながら朗誦しようとするならば、いかなる計画になろうとも、必要な動きはかなり広くあり、まず、部分での予防をして、特定の誤った使い方をしている当該部位においてその代

わりに起きてくる私の信ずるところのより良い使い方が生じなければならず、同時に、私の行為全体に及ぶ必要があり、全身の使い方が有機体全体でうまく滞りなく動かなければならず、朗誦するにあたって付帯的にしている動作、例えば、立つ・歩く・腕や手を使ってジェスチャーする・役柄を解釈するといったことなど全て関与するとわかった。

36.鏡を通しての観察で示されたことがある。私が立って朗誦するときに、自分の使い方は様々な部位まで特定の誤ったやり方になっており、誤った使い方が私の頭と首・喉頭・発声器官・呼吸器等で同時に起きていることが見受けられ、その状態には過度の筋肉緊張が含まれており、それは私の有機体全体を通して生じ、自己観察によると、こんな状態で過度の筋肉緊張になるとその影響はとりわけ、脚・足・つま先での使い方にも現れた。つま先をずっと収縮して指を下方向へ曲げており、そのせいで足の裏を曲げすぎ、自分の体重を本来のところからずらし、投げ出すように足の裏の外側ばかりにかけ、自分の平衡を干渉していた。

7 思う

Head leads, body follows. 方向を表わすのに、英語では単語四つを最小限とするようです。「アタマが先導して（それから）、身体が動く」。このアタマを、頭蓋骨と脊椎との関係や骨格筋に限定して思っている人は、そのように動くでしょう。あたまがわるい、といえば、頭蓋骨が変形していたり頭皮や髪が痛んでいたりすることですか。それではきっとノウがありません。進化した人間である以上、あたまがいい、とは全ての人に当てはまります。脳は神経の塊ですし、運動神経や感覚神経など諸々が筋肉群と相互に双方向に繋がっているはずです。あたまがいいのに、アタマの使い方が悪い人は大勢いて、上手く繋がっていないわけです。

8 動く

…body follows. 身体が動く、というのも困った表現です。例えば、

膝蓋反射とはヒザをたたくと足がピクッと動くというおなじみの反応ですがしかし、無条件反射を止めようといくら思っても、脚気にでもならない限りこの動きをなくせません。そういう意味ではありません。身体が動く、その際に全身の神経系に何らかの繋がりがあります。なかには身体知とでも呼ぶべき能力があります。こちらの例として、字の形を知っていても利き手でないと上手く書けない、というものを挙げましょう。右手と左手と手の知っていることが違います。条件反射については、訓練により変更できます。思い立って、適切な練習をすれば左でも右でも字を書けるようになります。サリドマイド症で前腕と上腕が短く肩から両手の出ているように見える人が足でギターを弾いていました。美しい歌と演奏でした。アタマが先導して（それから）身体が動くとは、思い方が変われば動きは変わる、という意味を含んでいます。

9　方向

　ある方向がある、そして次また次と方向群が順番にわかったところで、そうした方向（単数もしくは複数）を全て続けながら、その次に行きます。

（メモ欄）

気になる部位を直角対向で表す、つまり、上下・左右・前後と三方向をそれぞれ表してください。まず自分がやっているのに、自分に欲しくない方向です。それを表すと、何をどちらにやっていますか。

次にその正反対が、自分の欲しい方向になります。何をどちらにやることになりそうですか。（まだ投影するだけで、すぐにやろうとしません。）

気づき

　アレクサンダーテクニーク全体像では6番にあった「気づき」という項目を細かく観ます。

『自己の使い方』第一章より引用・数字は段落番号

　12. 鏡の前に立ってじっくり自分を観察した。まず、普通に話すときだ。繰り返し何度も動作をしたが、何も見えなかった。私の方法でやっているところに、誤ったり不自然だったりするところが見受けられなかった、となる。次に、朗誦しているところを、鏡に映して注意深く観察した。するとすぐに、普通に話しているときにはやっていなかった事柄に気付き、複数のことが見えた。自分で自分がやっているのを観察して、とりわけ衝撃を受けたことを三つ挙げる。さあやるぞと朗誦に取り掛かろうとするとすぐに私の傾向として、頭を引き下げて後ろにやること・喉頭を押し下げてつぶすこと・口から音がするほど息を吸い込んであえぐように聞こえるやり方をすること、以上が見えた。

　13. 朗誦時に気がついてこうした傾向があると確信してから、普通に話すときにももう一度観察しなおした、つまり、自分が何をしているのか見直した。すると、当初は朗誦するときに限って上記の三つの傾向に気がついたが、この回の実験で私が置かれたのはほとんど疑いの無い所で、全く同じ傾向をただ度合いが少ないだけで日常会話にも同じようにやっていると発見した。この傾向はとても小さなものだったために、自分でもなぜそうなのか理解できた。（原註）というのも前回、自分を観察しながら普通に話した時、私はあらゆる観察に失敗して気がつかなかったからだ。…

　（原註。それにしても、これはまずもってわからなかった。前回は能力が無く経験もなかった。観察に必要なことが自分でわからず、突き止めるだけの力量がなかった。何か誤ったやり方をしている自分がい

る、つまり、自分で自分の邪魔をしている使い方がある、そうだとしても、日常会話の最中に見つけられる観察力が養われていなければわかりようがない。)

　この箇所を簡潔にすると、F.M.氏は当初気づかなかったけれども練習するうちに観察力を養って気づくようになった、となります。一般論にして、細かく観るために言い換えます。何か良からぬことが起きた。つまりまず、何かおかしいと気が付いた。そこでいったいそれは何だろうと調べた。けれどもすぐには、何が変なのかはわからない。どのように変なのかわからない。あるいは、今上手く行っている、それをもっと上手くやりたい。何をどのようにすればもっと上手く行くのか。けれどもすぐには、何をどうしたらいいのかわからない。
　このあたりでトラブルシューティングが必要でしょう。
「気づき」を持つところで、観察の中身を三段階にしてお知らせすると、1. 実際の動作、2. 気になる、3. 解釈、になりましょう。普段の暮らしではおよそ曖昧な間のヘン、2のなんとなく気になるところが開始点でしょう。そこから、ある部位における実際の動作が上下・左右・前後とわかる、そんな1の観察力を身につけるとかなり汎用性があります。もうひとつの方向に、なんとなく気になるところから、3の解釈する、というものもあります。こちらはそのままではあまり使えません。けれども、道筋を遡る訓練をすれば使えるようになるかもしれません。

　F.M.氏の場合を例に取ります。
　舞台を続けているうちに、喉の調子がなんとなく気になりだした。医師などに診てもらい、治療方法に従った。ところがにっちもさっちもいかなくなりとうとう失声した。自己観察を訓練しているうちに、実際の動作として、自分でアタマを後ろに下にやっているところが鏡を通して見えるようになった。自分だけの変な癖なのだろうか。そこで他の人はどうかと観察したら、どうやら自分だけの特殊な性癖ではなかった。みなさんも実際の動作として、自分でアタマを引き下げていたし、もし違

いがあるとしても度合いの差でしかなかった。そうやって観察と訓練を継続し、紆余曲折の末になんとかして、アタマを上にやるようなやり方がわかった。まとめる。無駄な動きが積み重なって様々な不具合や病気などの原因になる、そんな事例がたいへん多いと理解した。原因を減らせば結果的に不具合が減る、そんな手段を吟味することができた。テクニックは進化した。やっているうちに不具合がなくなるだけでなく、健康な人がますます健康になることも立証された。

　別の例を挙げます。

　ひろみさんは「初めてのデートでお茶しに行ったけど、けんじ君はこっち見てないし話も聞いてないみたい。私は遊びのセカンドかな。あんまり好きじゃないのかなと思って、すぐ帰った」とおっしゃる。相手のけんじ君はどうかというと「デートにOKをもらってうれしかったんで前の晩、男友達と飲みにいった。調子に乗りすぎて、結局当日はあんまり寝てないし、お腹の調子がいまいち良くない。デート中にトイレに行くのもどうかと思ってがまんしてたけど、ひろみちゃん、すぐ帰っちゃった。がっかり」と。

　なんとなく気になるところから、解釈したようです。なんとなく落ち着かず（気になる）、それだから、あんまり好きじゃないのかな（解釈）のような展開です。けんじ君がやっていた実際の動作はおそらく、アタマを少し引き下げてお腹を縮めていた、ということは、胴体全体や背中全体（脊椎）を短くし本来の長さにいなかったでしょう。つらいのに無理に笑おうとしていれば外からは作り笑いのようにも見える顔面の筋肉収縮をしていたでしょう。話を聞く気はあったとしても、それより自分の体調が気になっていたわけです。恋愛ドラマはこのへんの勘違いと駆け引きが面白いのかもしれません。けれどもそこで、実際の動作がわかるほどの観察力があると、同じ現場から全く違うストーリーが見えてきます。

　誰でも悪い物の減る処方箋があります。まず、解釈があるとしましょう。例えば、さみしそうとか、何かあったんじゃないかとか、昨日がん

ばりすぎたせいとか、トシのせいだとか、そういうものです。そこから、何でそう「感じ」るのかを問いかけます。ちょっとした訓練をすれば、特定の部位における特定の動作が観察できるようになります。おそらくほとんどの場合で、何かしら顔の表情に出ていますし、クビを固くしてアタマを少し下にやっているところが見えます。他人にも自分にも、第一にそんな気づきを持つことです。

　道筋が進んでくると心身の反応が素早くなります。A.R. 氏（F.M. 氏の弟）は方向について質問され、自分ですることだとしても「とても小さなものだ、たいていは登録可能な閾値を下回っている」と教師養成練習生だった頃のパトリック＝マクドナルド氏に返答しました。目に見えるほど大きな動作でなくても、人は常に微細な動きをしています。意識で認知する前に自分の反応しているところに出会います。身体知とも呼べます。私の実体験を示します。
・出張授業の時に、「空気が悪いなぁ」と「感じ」る前に鼻水が垂れます。
・駅前の雑踏を歩いていて、何か知らんけど足が止まりました。数秒後に目の前でタクシーがぶつかりました。そのまま歩いていれば巻き込まれていたでしょう。
・夜中に目が覚め、意味もわからないし奇妙な夢だな、と思います。そんなときはトイレに行きます。朝には忘れています。しばらくしてお会いする方があります。初めての生徒さんのこともあります。お会いして顔を見たとたんにわかることもありますし、ワークをしている最中やそのあとになって、その方が自分の状態をお話しされた内容を、既に夢で知らされています。
　C.G. ユング博士によれば、夢すなわち集合的無意識は四次元的であり、一般の時間軸を超えています。AT 教師がいつでもそんなことばかりいっているわけではありませんけれども、仲間内では当たり前のようにそんなことをいっている人もあります、「ワークを始めてからだよね」と。

87

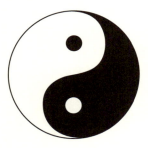

(太極図の見方は、56ページの「学び方を学ぶ」を参照してください)

たとえ話も、古くからある新しい教育・再教育手法です。気づかない人には馬の耳に念仏ですが、もしかして話をきいた人それぞれに聞く耳があるならば、自分に必要な意味を見つけ出し、自分で「気づき」ます。
『人類の最高遺産』新版への序文より

　…世に送り出したときに、本書のメッセージは相当な疑惑と偏見にさらされ、これは個人的な欠点を伝えているだけで、世界紛争や破壊活動として障害が発生するなどお笑い草だとたしなめられた。ところがその後、本書のメッセージは時とともにより幅広く受け入れられた。人類が深刻な状況から逃れるとしても唯一、自分自身にある苦渋の真実に向き合うことによってのみ可能であり、「過ちは…、親愛なるブルータス君、星のせいではないのだよ、過ちは我らの内にあるのだ…」と、信じられるから、私はほっとしている。ルダイヤード＝キプリング氏が、とある説話を語ってくれたのは、ロンドン公演の時だったように思う。私の記憶によると、以下のようなものだった。
　引用
　　まだ若い神々が聖なる法を犯してしまい、運命の大聖堂で審判を待っていた。年老いた神は長い時間をかけてよく考えたすえ、どんな罰を与えるか最終的な評決を下した。　しかし、若い神々はお互いに顔を見合わせてニヤニヤするだけで、抗議もしなかった。　そこへ向かって、年老いた神は雷を落とした、「そんな浮ついた気持

ちでどうする。自分で秘密を見抜き自分で解き放たれるまで、おまえたちはこの罰によって永遠に苦しむ、ずっとずっとだ。しかし戒めておこう、この秘密は安全に隠されておるのじゃ」と。

　ここまできて、若い神々は大声で「ああ何処を、慈悲深いお方よ、我らはどこから探し始めればいいのですか。すべてが神にはお見通しなのでしょう。我らはそれ以上に何を見つけなければならないのですか。神々以外にいったい誰が、より偉大な能力で我々を救うことなど出来ましょう。おそらく、我らの罪はそこまでひどい罰を与えられるほどではありません」と叫んだ。すると、大聖堂に年老いた神の笑い声がこだました。「この秘密を見つけるのは難しくないはずじゃ。わしはお前たちの中に隠した。よく見よ!」と応えた。それから、神は自分の悪ふざけに腹を抱えて笑った。

（メモ欄）

ジョークのどこがなぜ面白いのかを説明されたらつまらないし、たとえ話の解説も同様でしょう。もしそうだとしても敢えて言語化するならば、ここでF.M.氏は何を伝えたいのでしょうか。気づきますか。

プライマリーコントロール

35ページのエニアグラムを参照してください。アレクサンダーテクニーク全体像では7番にあった「プライマリーコントロール」という項目を細かく観るために0・9番に置いて、別の用語を加えます。

『自己の使い方』第一章より引用、数字は段落番号

17. 私は迷路の中で答えもわからずにいた。鏡の前で毎日何時間も、…数ヶ月もしてからわかったことがあった。…うまく予防すれば、頭を引き下げて後ろにやることはやめられる、いくらかではあるがやれるとわかった。…うまくやって予防すれば、頭を引き下げて後ろにやることをやらずにすみ、そのおかげで間接的に歯止めが利き、喉頭を押し下げてつぶすのと口から息を吸い込むことが減った。**非常に重要な発見であるからどれほど強調しても大げさすぎない。ここに一連の深遠な発見が始まり、後に、プライマリーコントロール（第一調整）は人間有機体の全ての機構にわたっているという発見を導くきっかけとなった。そしてこの記述箇所は、観察による調査を継続して初めて、事実関係が明白になっていったとても重要な段階であると示そう。**

次に、孫引きになりますが明解なまとめですので、『自然に演奏してください』ビビアン＝マッキー著・付録から引用します。（原典は、F.M. 氏の四冊目『いつでも穏やかに暮らすには（UCL）』にコギル氏の原文など載っています。日本語版は2019年に出版予定です。）

…ジョージ＝コギル博士は米国の生物学者であり、アレクサンダー氏とほぼ同時代の人間である。20世紀初頭に行われた博士の研究は、原始的な脊椎動物の動きはどのように発達するかというものだった。実験結果に示されたのは「全体パターンとして、頭・首・胴体に沿って動作が調整され統合される。頭からの動きが先導して部分としての

四肢に伝わる」というものだった。

　ユトレヒト大学ではそのころ、ルドルフ＝マグナス教授の研究が進んでいた。動物で頭と首の反射がどのように起こるかというテーマに関して、「身体にある全体のメカニズムにおいて、その働きは頭が先導し身体が追従する」と結論を述べた。

　というわけで、ここに３名の男がそれぞれ別の分野で、それぞれ別の方法で、全く同じ発見を導いた。それにしてもアレクサンダー氏は実際に、頭─首─胴体の関係がどれほど大事かということ及びその関係を応用すれば人は日常的にうまくやれるということをやってみせた。

　1912年までには「プライマリーコントロール（第一調整）」というアレクサンダー氏の使用した用語ができていた。この用語は、頭─首─胴体に動的な相互関係があり、そこで「身長が伸びていく」動きのもたらされることを示す。しばらくすると彼はもっとしっかり、「このプライマリーコントロールが治めて、全てのメカニズムの働きが決まる。従って、プライマリーコントロールがうまく働けば、複雑な人間有機体はかなり容易に動くことができる」と明言した。

0　プライマリーコントロール

　プライマリーコントロール（primary control）の日本語訳は統一されていません。直訳は第一調整です。他に、第一に重要な調整・初めに起きる大事な調整能力・初源的調整作用などとあります。英語のプライマリーには、一番二番三番の「一番」と言う意味と、（だから一番）大事という意味とあります。中身をわかることが一番重要だとしても、「頭─首─胴体に動的な相互関係があり、そこで『身長が伸びていく』動きのもたらされることを示す」と初めて聞いた時に誰でも素直に得心できますか。単に、何も邪魔がなければ全体に上手く行く、ということであり、置き換えて「生命力」とすれば、ぼんやりしておりますが想像しやすいかもしれません。

1　中枢神経

　狭義の「頭・首・胴体における動的な相互関係」についてさえ、あまりにも多くの教師が勘違いしています。日本で巷に溢れている AT 関連図書にはたいてい頭蓋骨周辺の骨格と筋肉の解剖図が載っています。骨子としては許されても、それしかない「ボディーワーク」のような取り扱いであるならば、そのヒトにはまるでアタマの中身がありません。小学生でも知っているように、アタマは神経の固まりで、大脳・中脳・小脳・間脳・延髄などと分類されます。脊髄も含めて、中枢神経系からの信号が各部位の筋肉に伝達され、双方向で、どう動いたかの報告が筋肉からフィードバックされます。F.M. 氏の発見したプライマリーコントロールと、学者の発見した中枢調整と類似点はあります。中枢調整に中枢神経系が関与していることは間違いありませんし、当然、心臓や血管などの循環器系統、肺はもちろん皮膚なども含めた呼吸器系統、胃腸など消化器系統、月経周期など生殖器系統やその他もろもろのホルモンバランス、こうしたものと深い関係にある体温保持や免疫などのホメオスタシス（恒常性）などに限らず、精神動作も含めた心身のありとあらゆる調整に神経が関与します。

2　末梢神経

　生理学者の分類を最低限採用しないと、一般人にはいったい何のことかわからないので仕方なく、中枢・末梢・神経などの用語を用いています。神経の中枢部は鞘に包まれて保護されています。頭蓋骨や脊椎の中に太く大きな神経の固まりがあります。中枢神経系と名付けられました。太いロープをほぐすと無数の糸になるように、神経の束は末端へ向かうに連れて段々細くなります。鞘から外れて隅々へ届く神経群を末梢神経系と呼びます。動きは足の指先から脳まで繋がっています。神経そのものが繋がっているというよりも、神経で信号を伝達する、と著したほうが生理学者は喜ぶでしょう。神経伝達物質（化学物質）や電気信号で伝達されます。末梢神経系で上手く行っていなければ中枢神経系に影響しますし、逆もそうなります。一方、全部上手く行っていれば双方に滞りがありません。

3　脊椎動物

　神社の池などにいる亀（カメ）が分りやすい事例です。危険があると
クビも四肢も甲羅に引っ込めてしまいます。甲羅の大きさに変化がなく
とも、中では筋肉収縮が行なわれ全体に小さくなっています。プライマ
リーコントロールがあっても、その働きが全面的には発揮されていませ
ん。その反対方向、中心部から伸び伸びとクビも四肢も動かしていると
きにプライマリーコントロールが邪魔されずに働いている、と表現され
ます。身近な哺乳類ではネコが良いお手本です。F.M. 氏はヒトや馬な
どの観察と実験によってプライマリーコントロールを発見したといい、
博士らは両生類や爬虫類などを研究して中枢調整が脊椎動物に備わった
能力だとしました。私なりに生物世界を観察すると、脊椎動物以外の軟
体動物・昆虫・アメーバなどの単細胞生物でも、収縮と伸張、緊張と緩
和、小さくなったり大きくなったり、行ったり来たりする、そんな動き
があります。ここにやりすぎの一例を挙げます。骨格筋は主に横紋筋で
あり、内臓は主に平滑筋であるとして、そこで一般に不随意で動く筋肉
群を訓練によって随意的に動かす人がいます。忍者・ヨガ行者・軍事ス
パイなどが、縄抜けのために肩の関節を外してみたとか、ちょっと心臓
止めてみたとか、体温を下げて死んだふりしていたとか、お腹が減らな
いように胃腸の働きをしないようにしてみた、と意志の力でやるかもし
れませんがしかし、我等のワークではありません。

4　流れ

　脳と各部位が神経で繋がっており、脳から信号が送られて各部位が動
く、逆に各部位からフィードバックが脳に届くという理解があります。
そうした固体的な働きは確かに存在します。それにしても、上述の中枢
神経・末梢神経などの説明文は全体像からするとほんの一部にすぎませ
ん。一般人もノーベル賞を受賞した科学者も無視している世界がありま
す。物質は固体であると同時に、液体であり気体でありプラズマです。
心身も同じです。全体の流れには、固体状で求心的な動きもあり、並行
して、液体状だったり気体状だったりプラズマ状態だったりしながら遠
心的に進む動きもあります。

エニアグラムの右から左へ移行するところです。F.M. 氏自身が全く正反対の見解を遺しています。『自己の使い方』には、プライマリーコントロールは人間有機体の全機構にわたる深遠な重大発見だ、とあります。一方「プライマリーコントロールなど存在しない」と FP ジョーンズ博士からの質問に返信しています。双方が紛れもない創始者の記述です。

　全世界の教師が、プライマリーコントロールを働かせて…、などと言いながら指導しています。本当にわかっているのでしょうか。そこで、用語にとらわれず、現象を追いかけたらどうでしょう。初めに起きる大事な調整作用は邪魔があろうとなかろうと初めからいつでもどこかに存在する。一方で、初めに起きる大事な調整作用、なんて取りだして見せられるものではないし全体が上手く働いていればそれだけのこと、そんなものなどない。どちらももっともに聞こえます。

　通常、我等が見たり聞いたり感じたりするのは「邪魔・干渉」の存在です。ワークにより邪魔を抑制し、干渉しないように予防します。悪いものが少なくなればすなわち良くなる、という原理です。アタマと、胴体など身体における別の部位と、双方を繋いでいる部位はどこかとみれば、クビです。クビで余計なことをしていれば、心身全体の働きは邪魔されます。逆に、クビでやっている余計なことが減れば減るほど心身は滑らかに働きます。このように双方向で相似形になる関係が心身全体とクビの状態に現れます。

　さらに、クビをラクに、という言い回しについても述べましょう。原文では、relax, free, release, ease などです。日本語では、リラックスする・自由にする・開放する・ラクにする・緩める、などになりましょう。ところがこれをやろうとするとひどい結果になります。「つまり、することで**緩めるような直接的手段がある**、としている。これは妄想であり、彼ら側のものであるが、それにしても彼らに納得してもらうのは難しい。第一に、もしかして人によっては稀に除去に向かい、特定の緊張減少が起きたとしても、そこで、ある部分がだらけた部位になって懸念される

か、あるいは別の部位にだらけが生じるか、おそらくさらに、全般的なだらけが有機体全体に及ぶ」(『建設的に意識調整するヒト』より、本書では「方向」の解説で既述)と。第二次大戦後、会食の席で創始者は「今後は一切、首がラクにとか、そうした関連の言い方をやめよう」と述べたそうです。

　どのように言い表そうとも、現場で実際の現象がうまく行っていればよいし、そこでうまく行っていないならば、別のやり方が必要です。

5　心身構造

　心身において運動神経や感覚神経が働き、筋肉が動き、それで骨格などが動き、動いたというフィードバックがあります。医師や生理学者を含めた大方の理解でしょうが要確認です。そうした固体状の動きは全体からするとほんの一部であり、その他の部分が実は大半です。大変重要な事実であるにも関わらず一般に全く無視されていますから、ここで解説を繰り返します。心身はおよそ液体状です。ワインをいれた革袋のように、皮膚で包まれたウオーターベッドに部品が漂っています。重量比で成人体内の約6割が水分です。その6割が溶媒で、そこに溶質として様々な化学物質が溶け込んでいる水溶液です。脂肪分(重量比で全身の約1割)も合わせて、ぬるぬるしたりゼリーみたいだったりコロイド状になったりしていますし、脂溶性の物質もあります。ガス交換をしている観点から、心身は気体です。そして、心身をプラズマと捉えることも可能です。体液はイオン溶液であり、各部位によって溶質の種類や濃度の差異があり、常に微細な通電をしています。さらに別の観点では、飲食物に由らずとも体内物質と環境との間で重合転換がなされています。1秒間に30万kmの速度で電磁波の動きがあります。放射性物質に直接接触せずとも、近づくだけで被爆します。科学のお話しです。教師と生徒が相互作用している信号は上記の全部に関わっていますから、まさか骨格と骨格筋に限られず、神経系や筋肉系に限定されることもありません。創始者F.M.氏は「心身統合体」、つまり、からだもこころも一緒に取り扱わざるを得ないと断言しました。アフォリズム(日本版『人

類の最高遺産』付録）には「皆さんは何でも置き換えてしまい、いずれにせよ肉体や精神や霊の緊張を筋肉緊張にしています」とあります。

6　びっくりパターン

再び孫引きになりますが、『自然に演奏してください』付録から引用、

1976年にフランク＝ピアス＝ジョーンズ氏が高速写真を分解して得られた自分の研究結果からうまく言語化し、「びっくりパターン（The startle pattern）」と名づけたものがある。ある生徒が実験に協力した。急に大きな音を鳴らして刺激したときに、被験者がどのようにびっくり反射を起こすのか観察できる。首の筋肉から一連の緊張が始まり、胴体や四肢へずっと通過して伝わるのは、たったの0.5秒で起きた。もし仮に、この反応が首回りで抑制でき得るならば、すなわち、首の筋肉収縮をしないように我々が予防できれば、一連の動きはそれ以上広がりようもない。

（註。原典はF.P.ジョーンズ教授著『Freedom to Change、P 131. Fig 20.』）

一連の緊張がたった0.5秒で起きた、というのはそうした部位群が収縮したわけです。一方で、そうした部位群における緊張が緩和されて、本来の長さ、つまり、張りを失わない程度の筋肉長に戻るには、20倍ほどの時間が必要であると観察されています。計算すると、首の筋肉から一連の緊張が始まり胴体や四肢へずっと通過して伝わったものが解除され本来の長さに戻るには、適切な信号に従ったとしても10秒かかることになります。一方で、初めから余計な収縮をせず本来の長さにあれば、すなわち、ゼロ秒です。

7　生存本能

脊椎動物ということで再び、わかりやすい亀の動きを観ます。外界から身を守るために身を縮める、つまり、クビや四肢を引っ込める動きは生存本能によるものです。我等と同じ哺乳類の鯨やイルカを例に出すまでもなく、口は食物を取り入れるところで、本来の呼吸器官は鼻です。昔に救急法を学んだ方はご存じでしょうが、気道確保する際に、ヒトのアタマを後ろにやって口から喉へ息が入るようにします。そうでないと

96　第一部　アレクサンダーテクニーク

呼吸できないような緊急の場合もありうるし、生存本能として、アタマを後ろにやりながら口から息をする、そんなやり方がヒトに残されています。眠っているときに無意識で変な格好になり鼻呼吸が出来にくい時にも、アタマを後ろにやって口から息ができる緊急手段があれば窒息しないですみます。まだ寝返りのうてない嬰児では、こうした生存本能がうまく発揮されず、希に、奇妙な寝方のせいで命を落とすこともあるようです。一方で、口を半開きにして絶えず口呼吸している若者や老人を電車などで見かけますが、あれは退化です。歌唱や吹奏楽や役者の発声指導における特殊な呼吸法があり、言い換えると、アタマを下にやり口呼吸してから開始する指導方法が世に溢れていて、これは人間有機体を確実に破壊します。健康を害した生徒さんが結構訪れてきますし、その観点から、水泳が本当に健康増進に役立つのかどうかを私は疑っています。オリンピック選手もストリートダンサーも環境的な刺激に反応する際に、自分自身に不要な緊張をして、アタマを下にやり口から息をしている人がほとんどです。クビがラクでアタマがほんの少し胴体から離れながら息継ぎできている人など見たことがありません。人間有機体の全てに影響します。

8　意識

　教師を含めた皆さんが骨や骨格筋に限定して「姿勢やからだのワーク」をやっているならば、台無しです。本能に任せて上手く行く案件もごく少数ならありうるでしょうけれども、この問題、クビを縮め（アタマを引き下げ）口から息をするやり方について対応するならば、本能に頼っていては不可能です。なぜならまさしく生存「本能」によって、クビを縮めてアタマを引き下げ、口から息をする動きが起きるからです。対応にあたり、意識による調整が絶対に必要です。邪魔を無くす方へ、予防する訓練を積みながら行動します。

9　プライマリーコントロール

　そうすればどこまでもプライマリーコントロールが上手く働くでしょう、次の一周です。

今は在野ですが私は理科教師です。生物学者あるいは動物行動学者の端くれとして、従来の解説に納得していません。ご覧のように、大学者によれば脊椎動物全般に中枢調整が観られる、つまり、「身体にある全体のメカニズムにおいて、その働きは頭が先導し身体が追従する」とあり、第一調整（プライマリーコントロール）と類似しているそうです。しかしそこに重大案件が潜んでいます。ヒトだけが直立二足歩行しています。脊椎動物全般に観られるとはいえ、同じ働きだけでは立ったり歩いたり出来ません。そうした事実から導かれる推論があります。ヒトは第一調整に任せる必要はあるかもしれないがそれでは不十分である、別の言葉で同じことを述べると、プライマリーコントロールは必要条件であるけれども必要十分条件ではない、となります。仮にプライマリーコントロールが存在していたとしても、それを乗り越えなければヒトは開花しません。

（メモ欄）

プライマリーコントロールがあるとして、それをご自身の言葉で簡潔に記すとどうなりますか。私なら「何も余計なことなしで心身を動かせるとして、そのように動ける能力をヒトが内在しているとすれば、たぶんそんな能力のことだ」とします。皆さんならどのようにしますか。

使い方

36ページのエニアグラムを参照してください。アレクサンダーテクニーク全体像では8番にあった「使い方」という項目を細かく観るために0・9番に置いて、別の用語を加えます。

『自己の使い方』第一章から引用、数字は段落番号

19. このように、**使い方**（use）が変わったおかげで私に変化が生じた。予防的に三つの有害な傾向を減らせるように自分でやれてきたからだった。有害傾向を自分で突き止めたからこそできた。そうして、**機能**に明らかな効果が認められ、発声と呼吸の機構が向上し、自分自身が進展した。

20. **この時点でようやく私にわかった結果がある。実践的に体験を積み調査してきてやっと、明らかに第二の重要な段階がもたらされたと気付いた。それは、使い方と機能の間に密接な因果関係が存在していることだ。**

…この章の最終段落

69.…新しい使い方を維持できるようになり、さまざまな機会に応用できた。決定的瞬間でも、自分の決意を続けて行けるようになって、元々の結果である文章を話すこと、そこへとうとう安全に至ることが出来た。そうしてより深い証明がなされ、私は徐々に障害を克服し、旧い習慣による誤った使い方で話す影響が出そうになるとどんなものでも阻止し、自分の元の決意であった「文章を話す」というところに起きる余計な刺激を克服し、自分の意識的で理知的な方向を最後には優勢にして、不合理な直情的方向へ行くと引き起こされる不満足で習慣的な使い方を減らし、自分自身に及ぼさなくなった。

70. この計画でワークを続けてかなりの期間が過ぎた後になって、ようやく私は解放された。自分の古い傾向で旧状に復したり誤った習慣的な使い方によって朗誦したりすることが消滅した。私の機能に注

目すべき効果が及んだので確信した。最後の最後になってやっと自分は正しい道を歩んでいたと判明した。いったん例の傾向から解放されてしまうと、喉や発声の諸問題からも解放され、生まれつきと診断されていた呼吸や鼻腔のつらさなどもきれいさっぱり無くなった。

0　使い方

『自己の使い方』第一章、段落3より引用。

　…ここで明確にしておきたい。「使い方・使う（use）」という用語を選んでいるわけだが、これは単に特定の身体器官を限定された知覚によって指すことではない。例を挙げよう。我々は話すときにも、当然同時に、腕を使ったり足を使ったりせざるをえない。これが使い方（use）である。使い方とは有機体全般に生じていることを指しており、より大きくより包括的な知覚を応用しながら働くものだ。ある使い方において、有機体全体を心身統合体と捉えた場合に、どの特定の部位を使おうとも他の部位に異なる物理的な働きが生じると認知できる。例えば、話すときには腕でジェスチャーをしながら足で自分の体重を支えている。こうした一致する動作としてもたらされるものを、ある使い方とし、それは特定の部位にも全体にも見受けられる。

　使い方の影響が機能に現れる、（Use affects functioning.）この頭文字を取って、UAFとでもしておくと良いかも知れません。長いので**使い方**としました。使い方により機能が左右されます。使い方に無理や無駄が多いと機能不全になります。使い方に干渉が少なく効率よければ機能は向上します。例を挙げます。元気で暮らしていれば特に何も不具合を感じませんし、心臓も上手く機能しているでしょう。一方で、「不全とは機能や発達に欠ける所、弱い所などがあること」と辞書にありましたから、心不全とは心臓の機能や発達に欠ける所や弱い所があるのでしょう。医者から言われると皆さんなんとなく納得するようですが、そうなると、死んだから心不全になったのか、心不全になって死んだのかどちらでしょうか。

1　ひとつの部位

F.M. 氏の場合は声が出なくなって、当初、発声器官を重点的に観察しました。一般的理解で、発声器官とは声帯・喉頭・舌・口あたりでしょう。別の例で、心臓病といわれる人は臓器としての心臓を観察するでしょう。

2　その他の部位

F.M. 氏は、発声器官に限定して修正しようとしても不可能でした。

『自己の使い方』第一章・段落 35 より引用

　…いかなる計画になろうとも、必要な動きはかなり広くあり、まず、部分での予防をして、特定の誤った使い方をしている当該部位においてその代わりに起きてくる私の信ずるところのより良い使い方が生じなければならず、同時に、私の行為全体に及ぶ必要があり、全身の使い方が有機体全体でうまく滞りなく動かなければならず、朗誦するにあたって付帯的にしている動作、例えば、立つ・歩く・腕や手を使ってジェスチャーする・役柄を解釈するなど全て関与するとわかった。

3　全部一緒に

All together, one after the other.　全部一緒にひとつずつ順番に（生じる）、という言い回しがあります。ワークでは、ひとつの部位もその他の部位も全部一緒に考慮します。

4　繋がり

なぜなら繋がりがあるからです。

『自己の使い方』・第一章・段落 26 から引用

　…発声器官における機能の仕方を見ていたところが、実際は全身に影響が及んでいると提示された。影響は頭を引き下げて後ろに下にやるところに限定されておらず、私の胴体全部にわたる使い方で生じていた。それ以前の私は、単に特定の身体器官に誤った使い方が認められると推測していたがしかし、ひとつのものはそれより小さく分解できないわけで、繋がりがあるために、ある部位の誤った使い方は他の機構に当然影響し、全て含んだ動作になると身長が短くなった。そうなると、改善の必要をいくら私が期待していても、単に頭と首で誤っ

た使い方を予防するだけでは欠落しており、ダメなのは火を見るより明らかで、如何ともし難かった。他の部位での予防も含めて自分がなんとかしないといけないと気付いたし、そのためには、ずっと関連して発生してくる誤った使い方によって身長が短くなるようなやり方を全面的に阻止しなければならなかった。

　エニアグラムの右から左へ移るところです。クビをぎゅっとすれば、脊椎は短くなり胴体全体は小さくなり、内臓の可動域は制限されます。心臓などの動きは最大になりません。そうした動きは自分自身で起こしている習慣のせいかもしれませんが、場合によって、そうした動きを起こす刺激は食物や環境にもあります。『人類の最高遺産』にも記されています。

　ちなみに、新聞発表によるとフクシマでの死因で最も多いのは心不全です。放射能は死因に上がりません。原発関連死という用語について、不慣れな環境におかれた住民や作業員は「ストレスで死亡」したと同じ紙面にありました。要するに、長年にわたって自分自身で起こしてきた習慣があり、つまり、クビを縮めて、胴体が小さくなってそれで内臓に影響が出ていたところに、転居などのストレスが加わって亡くなったことになります。皆さん、そのように本当に納得しますか。どこまで繋がりがありますか。

5　ある動作

　頭部を胴体に近づけるような筋肉収縮、つまり、クビをぎゅっとしてアタマを下にやる動き、それを残したままであれば解剖的にも明確で、その間に存在する喉や声帯や全部の体積を小さくしています。小さくなればなるほど、本来の最大体積で果たされる正常機能は阻害されます。F.M. 氏によれば、アタマに続いて胸・胴体や背中全体・脚・足の裏まで一連の収縮があり、その奥にある考え、例えば、「腕や手を使ってジェスチャーする・役柄を解釈するといったことまでも全て関与してくる」とあります。

6　ひとつずつ順番に

　全部一緒にひとつずつ順番に（生じる）、の後半部です。例として、鎖を挙げます。静置してある鎖のどこかを手に取れば、そこが動きの始まりになって、順々に続いて残りの鎖がついてくるでしょう。もう少し詳しく、充分に長さのある鎖の動きをスローモーションで観ますと、先頭の鎖が動きだしても、その直後には、後半の鎖は静止したままです。しばらくして、動きが伝わってくると、後ろの鎖も動くようになります。心身統合体では無数の小さな鎖で出来た大きな鎖が連鎖反応しています。プラズマ状・気体状のごく微細な変化があり、液体状の心身統合体に電気信号が流れ、神経系の連鎖が何十分の一秒という時間で反応し、そこで感覚神経や運動神経に指令があれば、筋肉系もそれに連れて動き、骨格ではアタマを先頭に脊椎が引き続き鎖のように動いて**ひとつずつ順番に**四肢へ伝わります。一方で、先頭のほうで指令がなされなければ、後半部の動きは生じえません。

7　原因

　心身の使い方が真の原因であるならば、それを変更します。例えば、ある先生から教わったやり方をがんばって訓練して、足の裏で床をつかむようにしながら発声できるようになった F.M. 氏は、一旦その通りにやれるようになったけれども、そのうちに巡り巡っていろいろな過労が積み重なって、舞台上で声が出なくなりました。ところが、この事実は後からのまとめでした。『自己の使い方』第一章は本人による時間軸に沿った記述ですが、それを見直すと、失声後に独自調査を開始した時点まで巻き戻し、そこから再現映像のように進めたものです。まず声が出ないのだから通常の発声器官である喉の周辺を自己観察すると、とりわけ衝撃を受けた発見としてアタマとクビの関係に集約される動きがありました。その後順々に、胸・胴体全体・背中全体・脚・足の裏と一連の余計な動きを発見していき、結局「使い方」であり、どうしてもその背景にある思い方や意識が変更されないとダメだとわかりました。

8　結果

　望ましくない結果を変更したいなら、原因まで遡って余計なことを止

めないといけません。もしくは、源流で必要な動きをやっていない場合
は、必要な動きをやることによって初めて、望ましい結果へ向かうでしょ
う。不要なことをやめるか、必要なことをやるか、どちらか片方かその
両方か、ワークはケースバイケースで進みます。「現代人」は幼少期か
ら家庭や学校や社会で広範囲にじわじわ刷り込まれ不合理なやり方にあ
まりにも慣らされ、そのせいで不具合が生じていると気付くことすら困
難である、さらにもし仮に気付いたとしても、厳密なやり方を手に入れ
ない限りは変更不能である、つまり、大自然による生来の働きに従って
自己を使おうとしても困難な文明社会にある、とF.M. 氏は記述してい
ます。自分の生命のために結果を変更するにあたり、ひとりだけ違うこ
とをするならば、周りから変人扱いされる覚悟が要るかもしれません。
そうだとしても、まず原因があり、そのせいで結果が生じるのだから、
結果に出た症状や不具合を根本的に無くすために原因をなくす、それ以
外にどんな手段がありますか。あるいは源流で必要な動きをやっていな
い場合に、根本要因を掘り起こして実行する以外にどんな手段があります
すか。言い換えると、今よりずっと良い結果を得るためには、何をする
のか、何を「するのをしない」のか、どんな手段を吟味することになり
ますか。

9 使い方

さあ一周しました。全体像も一周しました。次の一周に行けそうです
か。

本書第一部では、主にF.M. 氏の三冊目の著作『自己の使い方』・第一
章を参照してきました。本書第二部で、F.M. 氏の一冊目と二冊目の核
心部に触れますがしかし、ここでごく簡単に「真の原因」について押え
ておきましょう。心身の使い方が変更されるような刺激は自己の内側か
ら来る場合もあれば、外側からつまり、食物や環境からやってくる場合
もあると氏は明記しています。

極端な事例ではありますが、誰でも筋肉収縮する刺激として電気
ショックがあると言われたら、そこに反論する人はいないでしょう。い

くら意識でやらないでおこうと思っても、国内で一般のコンセントに流れている電気に感電したら誰でも収縮しますし、220vを採用している海外であれば家庭用電源でも、心臓が収縮したままになる、つまり感電死するかもしれません。これはもちろん氏の記述ではありません。しかし、創始者のワークでは人間有機体の心身に影響する外界からの刺激も考慮しています。

（メモ欄）

他の道具を使う前に、ちょっと待って、自己を道具として向上する、という考えに慣れてきましたか。例えば、ピアノを弾く前に自分自身を鳴らすとか、コンピューターを扱う前提に自分のファンクションを見直すとか、スポーツや芸能などで死にものぐるいの競争をしている自己はどうなっているのかとか、思いつくこと、自分のことをメモしてみませんか。

第二部
意 識 調 整

アレクサンダーテクニークと意識調整との差異

　第二部では意識調整を紹介します。1904 年、日露戦争の年に F.M. 氏は活動拠点を豪州からロンドンに移しました。21 世紀の我らがここで基本に戻り、創始者自身が何を目指していたのか、そして実際どのように思考し行動していたのか、知っておいてもよいでしょう。

　本書の冒頭にあげたカーリントン氏の記述を再掲します。

　　…今日では、このテクニークは身体手法であるとほとんどの人が思っていらっしゃるようで、論点は、頭―首―背中の関係…にあるから、レッスンの概要は、アレクサンダーテクニーク教師の訓練を積んだ手技によって生徒は精妙に整えられ、バランスの取れた自然な姿勢になるものだと解釈されています。

　　しかし、アレクサンダー氏にとっては、意識や思い方、理性や道理のほうがずっと重大事でした。…彼にとっては意識的な指導や調整こそが重大案件でした…

　カーリントン氏は F.M. 氏と一緒にワークしました。生徒時代からF.M. 氏の死去まで通算何十年もすぐ傍にいた人が、アレクサンダーテクニークと創始者の重大案件とに差異があると記しています。創始者の著作に「アレクサンダーテクニーク（AT）」という言葉は見つかりません。言い換えると、後継者や支持者によって AT が作られました。彼らが言うには、第三作『自己の使い方』第一章・進化するテクニーク、ここに中身が集約されているそうです。分量は約 35 ページです。その流れに沿って AT の基盤をおさらいしたものが本書第一部です。

　一般的な AT 教授法では、専門用語の「ある姿勢で機構的に有利にする（position of mechanical advantage）」やり方をします。寝る・座る・立つ・歩くといった単純な日常動作における生活習慣を厳密に観察して、そこから干渉を無くします。いわゆるチェアワークやテーブルワークが広く知られ、教師は生徒に言葉や手技を通して教えます。自己再教育を

キーワードとして自分で自己機能を改善できるのであれば、怪我や病気の自己治癒にも、芸術やスポーツのさらなる向上にも、人間生活のおよそ何にでも応用できましょう。

　一方で、F.M. 氏の遺した紙面は 1000 ページ以上あります。原典に忠実な用語は「意識調整・意識的調整（conscious control）」です。本書における定義として、意識的な指導と調整・（短くして）意識調整・（さらに英語頭文字の）CC、と三つの用語は同じ内容を表します。原典をまとめます。人間有機体及び食事や環境なども含めて前提から全てを見直し、意識調整します。個人を取り巻く内部及び外部環境全般、つまり、衣食住、家族や地域集団の在り方、教育全般、国家間の戦争、種としての進化論、文明論に至るまで記述があります。豊富な実例紹介・評論・見解など多岐にわたります。様々な観点から実践的な対処方法があります。

　再度、手短にします。創始者の著した全体の総称が CC です。一方で、『自己の使い方』第一章は F.M. 氏自身が発声ワークをどのように成し遂げたかの記述であり重要なのは確かではありますが、しかしページ数は全体の 4% 足らずです。それが AT の基礎です。証拠に基づいた断定を別の言い方にすると、AT とは、CC の一部を拡大解釈したもの、あるいは CC を矮小化したものです。

　私のワーク歴は 30 年になりました。世界各国の教師陣とワークしてきました。創始者の著作をはじめ文献調査もしました。なぜそうなったかもわかりました。詳細は近日出版する別の拙著で述べるとして、ここでごく簡単に核心部をお知らせします。戦争経済を推進する勢力がワークを歪めたからです。CC は、現実的に全世界の戦争を抑制する手段になります。そんなものをそのまま流布されては、戦争経済を推進している世界の支配層は困ります。そこで彼ら（them）が CC を AT にした、つまり、意識調整の中身を組み替え、単なるボディーワークのようにアレンジしたものをアレクサンダーテクニークとしました。ある姿勢で有利にやるだけなら軍隊や獣にも応用できます。

食事や環境

　ここからは主に氏の第一作と第二作を参照しながら CC の要点をお知らせしましょう。意識調整ははるかに広範囲です。皆さんの勘違いを防ぐために何度もお断りしますと、CC に AT を内包している以上決して AT を排除するものではありません。たとえ話にすると、人間有機体の全体と部位としての手指との相互関係のようなものです。手指こそが人間本体であると思っている人がいたらアタマがおかしいし、そのヒトのアタマはきっと下に行っています。

　ある人が持論を著す初めての本では、まず、その人に大事なことや社会に知らせたいことから記述するでしょう。F.M. 著『人類の最高遺産・意識的な指導と調整によって人類は進化し文明社会を生き延びる（初版1910 年）』にあたります。副題に明記されています。

　第一部・第五章・意識的調整を応用する（当該原理の概念を含む）、とあります。「当該原理の概念を含む」となれば最重要です。この章は人々の意識状態や生活習慣に関する評論で、食事や環境についての鋭い視点があります。

　…重要なことを留意しておくと、男女を問わず人それぞれで、他の誘惑的な影響が心配されるところで完全に制御できる人でも、場合によっては、別の刺激や薬物の被害者となってしまう。

　例えば、A 氏はある種の薬物において常習的な中毒状態になっているけれども、この人が若いうちからたしなんでいた飲酒に置いて一度も行き過ぎになったことなどない。この特定の薬物に遭遇するまで、潜在的な異常性というか脆弱さというか、なんと呼んでもかまわないが、彼にそうしたものが全面的に現れたことなどなかった。別の例で、B 氏は中国に長らく滞在した頃、現地人と一緒になってしょっちゅうアヘン吸飲していた。そうして 1 年も過ぎたころ、このアヘンで特に問題といえるような習慣は何も生じていなかったけれども、その一方

で、お茶の習慣が彼にとって危険となった。お茶への自己耽溺によって彼の健康は著しく損なわれ、茶の過剰摂取によって特定の問題が生じているという見解を医療関係者からもらい、かなりの苦しみになっていることを自分で重々承知している事実があるにもかかわらず、この人は大量の茶飲用を継続していたから、これではまるで、他の人が薬物や酒やそうした種類の物質影響下において見せている状態と全く同じだ。

　この点まで達したら、エマーソン氏の表現で人々が「コミュニケーションを理性から外して」いる状態であり、要するに、潜在意識的な傾向が出ている。こうして困難なうえにこれに打ち勝つことはよほどでないとできないと解き明かされたが、そこで、この困難を残さず平らげるなら、潜在意識的調整を取り除く代わりに、意識的な指導や調整を有機体全体に行き渡らせることになる、要するに、実際的な手順を踏んで、人生にこうした意識的な指導や調整を含めていくなら、「もう一度、人々のコミュニケーションを理性に呼び戻し」、そして、供給する「手段を吟味（means whereby）」して上手に整理し直すことになる。

　人々が「コミュニケーションを理性から外して」いる事実を挙げると、人々は自分でも深刻な病気であると知っているうえに医者からも指示され、健康を回復したいなら特定の食品や飲料を慎まなければならないにもかかわらず、そうは慎まないところにある。人が何らかの内的な渇望を満たすように自己耽溺を継続すると、この渇望こそが支配的な要素に成長して人間の理性に逆らうようになるし、そうやって人が潜在意識に管理されているということは意識的能力がない、そうなると、潜在意識的調整（本能的・直情的）の結果が実体験として様々な側面に現れ、動物的感覚の訓練が偉大なる調整と方向付けに影響していた人類初期の進化段階にある、そこでもし仮に、もう一方にある意識的調整（理知的な実体験）が再教育・協調・再整理などを経て得られるのであれば、結果として人生に、使い方を理知的な能力にした指揮が及び、この手段を用いた戦いで、人類は自らの異常な欲求によ

る有害な知覚経験に挑めるかもしれない。

　事実、文明社会の人類はワインや砂糖や薬物を摂取し、気が付けば健康や性格を徐々に蝕んでいて、これを積極的な証拠とすれば、身体が主導して精神的な自己を抑えつけており、石器時代と全く同じだ。

　砂糖の事例で示されるように、例えば、人々は味覚の被害者になっている。言い換えると、特定の感覚を作り出す味覚の影響が出て、しまいには人々の指揮系統を支配するのだが、この関係に置いて、その代わりとなるように人々の指揮は理知的能力によってなされるべきだ。人々が発達させてきた退廃的な感情複合体（コンプレックス）があり、そこで偏向した身体的感覚が満たされているに違いないし、さらに代償として精神や肉体を病み、ひどい苦痛になっていることも多い。…

部分要約すると、「薬物や飲食物の行き過ぎは潜在意識的調整に由来する本能的（直情的）な結果である。動物的感覚と変わらない人類初期の進化段階にある。そこでもし仮に潜在意識的調整を乗り越えて、意識調整に移り変わったらどうなるか、と。再教育・協調・再整理などを経て理知的な実体験が得られるだろう。結果として、理知的な能力で指揮された使い方が人生に及ぶだろう。自らの異常な欲求による有害な知覚経験に対しても、こうして手段を吟味することで、人類は克服できるだろう」となりましょう。

次に、子どもがどのような刷り込みを受けているか、赤ん坊のうちから習慣の奴隷にされる様子などが述べられた箇所です。

第一部・第七章・民族文化と子どもの訓練、から引用

　…この事実を否定する者は誰もいない、ということは、証明され承認されたのだろうが、だとしても、我々の知識はいったいどれほどの頻度で実践的な応用をされているのか。遺伝学なるものが未だあやふやで非断定的であるとしても、こうして多数の事例で示されたよう

に、少なくとも引き継がれた影響のいくらかは実践的に根絶されうると、理知的な人間には疑いようもなくわかる。観察から得られた事実によって私個人にはたいへん明確に見える、つまり、こうした父母の性格を分析して欠点や悪癖が判明した時でさえ、その子ども達には適正な訓練をすれば予防できる、すなわち、同一の欠点や悪癖を子ども時代から起こさないようにできるとわかる。

　子どもたちとの訓練効果を最大限まで利用するなら、幼子で最初の好み、いわゆる好き嫌いが開始されるのは誕生から数日後であると、まず我々の肝に銘じておかなければならない。幼子が一ヶ月児になるずっと前から、習慣は固定化された習慣となりうるしそのように発達するが、こうした習慣が有害でないならば、健全で良いものだ。第一の知覚は味覚として発達し、この知覚は非常に急速に発達するから最大の注意と気付きが必要になる。人工授乳はそれ自体にたいへんな危険を孕んでいるが、それにもまして配慮のない無知な人がこうした人工授乳にあたると危険は何百倍にも増加する。事例を挙げると、乳に相当量の砂糖を加えるべきだという一般的な考えがある。そのようにされると、子どもは自然な欲求に反して、食物を摂取するように誘発されることが多くなる。すると、この子は軽度の内臓不調に苦しむかもしれないが、その一方で、自然の処方が影響していれば、子どもは食物が不味くなったら採らなくなりお腹を休ませる。その時に、うかつな母親が子どもに砂糖を与えようとすれば、あらゆる内臓の問題が後に引き続いて生じてくるかもしれない。それにしてもこの事例で示したように、例えば砂糖のように、特定のものに対する味覚が助長された結果として直接の害が現れるかもしれないが、それにもまして、この習慣がこの子の征服者になると一生を通してこの子を支配する、そうすると、この子は実に、世界に送り出されるにあたり、好き嫌いという知覚の奴隷になっているかもしれない。

　6〜7歳になるまでの子どもらが非常に限定的な味覚を習得して有害物質に親しむように助長されていると、残念ながら十中八九の事例で示される。女性は母親業の側面で訓練を受けていないから、こうし

た重要な事柄に考えが及ばず気付いてもいない、ということは、自分の子孫がこの先ずっと健やかに過ごすためには最も基礎的な原理があり、それは、こうした食物を摂取する際に知覚を導くことだ、とは理解していない。子どもらは教えられていないから、栄養豊富な食物への健全な味覚を育てられないどころか、例えば、砂糖を加えるようなやり方のように、初めから悪い習慣へ導かれていると、私は敢えてここに採りあげた。…

…結論として、有害物質によってこの中枢での働きが鈍くなってしまうと、呼吸過程における動作に無駄が出るし、必然的に生じる悪い調整によって筋肉系における当該箇所は問題を孕んだままになり、そのせいで機械全体は歯車が外れたようになる。…

…不幸にも、真の差異はずっと根深いところにあり、今挙げた表面的な結果はきっかけを示したに過ぎない。現代っ子の初期的傾向として、例えば、生活に必要な動作としての、歩く・走る・腰掛ける・話す、といった肉体に寄与される働きにおいて、彼らの動作水準は低下の一方であり、一世代前とは比較にならない。筋感覚的な潜在能力の水準低下だ。ここでは構成要素まで追いかけないが、それでも最低限述べておくと、進化論に基づく豊穣な土壌において、過去 30 年にも驚くほどの干渉（じゃま）が続いており、この干渉の結果、現代っ子の潜在意識における能力は明確に傷ついた方へ移動した。

このように、誕生したばかりの幼子の時でさえ、我々の問題は旧い教育者の持ち出していた問題と全く同じではない、言い換えると、二つの世代間で子どもたちに第一の問題として上記の差異が存在し、過去に継続されてきたように、現在も継続しながら、英国でも米国でもどの階級でも、自立への子育てのやり方がよりひどい方向へ向かいつつあると示される。（欧州圏の国などでも同様な悪効果が発生し続けているのは疑いようも無いが、しかし、私は自分自身で観察してみっちり学んできたところに限定して話を進めたい。）お金持ちの家には親たちが、子どもから全ての責任と自主性を奪い去ろうとする傾向が今でも存在する。初めは子守が後には家庭教師があらゆる行動を監視

し、子どもの問題になりそうな事柄を起きないように制限する。子どもはゲームのルールさえ自分で作り出すことが許されない。際限なくおもちゃが与えられるばかりか、そうした高価で精巧な玩具は動かすために想像力の必要が無く、ほとんど自動車や列車や動物を小型化して似せたものであり、それから、誰か大人がいつでも一緒にいて、子どもを楽しませるために、**どうやって遊ぶのか教えてあげる**のだ。あまりに馬鹿げているので、前文最後の箇所を太字にしなければならない。大人の考えに基づいて子どもじみたやり方を代わりにやってあげることを求めるつもりでないなら、いったい、こうやって教えてあげることに何の意味があるのか。私の子ども時代には、古びたレンガのかけらが列車にも馬にもなったし、そうやれば、断固とした概観の下に実在を見るような精神の働きが必要とされ、我等の想像力は訓練された。そうして、私も仲間の子どもたちも、あまりにも貧相な代替品では満足しないように育ち、経験を積んでくると想像力が刺激されて表現されるようになったので、**発明し作り出し**より良いものへと工夫して、子どもなりに現実へ対応するようになっていった。だから、我々は体験を通して成長した。子どもなりに小さな責任があったし、どうやって遊ぶかだけでなく遊びを実生活に生かして社会性を持たせるには現実にどのように適応していくかも、自分たちでだんだんわかった。しかし、子どもの幼児期を通して自立する実体験が一瞬たりともないとしたら、そんな子どもにいったいどんな道具を備え付けてやるのだろうか。親から譲り受けられると思っている富が、突然無くなったり取り上げられたりした時、いったいそんな子どもはどうやって成功した人生が望めるのか。誰もが答えを知っている。近代において文明化された大都市であるロンドンのスラムやニューヨークの貧民街にこの結果が見える。幾世代もこんなことを教えられれば当然、我々は分化された別人種を所有せざるを得ないほど無力に成りさがり、これでは奴隷を所有する蟻と同じだ。…

　…教育によって、こうした問題が解決へ向かうのと同様に、社会的・政治的・宗教的・産業的・経済的・倫理的・美容的など様々な側面に

おいてこうした問題が解決され、人類の進歩へ向かう必要がある。人生上の全ての側面で、「結果」には重要な「原因」があると、我々は何年もかけて見てきたし、ここに見られる不健康な基盤に焦点をしぼって、調べる価値を置いてきた。教育を事例にとると、特別な症候によって多かれ少なかれ有害になっているとわかり、全てが、教育に内包されずっと採用されてきた手法のせいであった。…

部分要約しますと「父母に欠点や悪癖があっても、子どもが適正な訓練をすれば予防できる。悪癖として、例えば砂糖のように、特定のものに対する味覚が助長された結果として直接の害が現れる。この習慣がこの子の征服者になると一生を通してこの子を支配し、この子は好き嫌いという知覚の奴隷になる。そこで、子孫がこの先ずっと健やかに過ごすにあたって、基礎となる原理とはこうした食物を摂取する際に知覚を導くことだ。有害物質によって中枢の働きが鈍くなると、呼吸がうまく行かない。必然的に生じる悪調整によって全体のタガが外れる。そこで教育によってこうした問題を解決へ向け、同様に、社会的・政治的・宗教的・産業的・経済的・倫理的・美容的など様々な側面においてこうした問題を解決し、人類の進歩へ向かう必要がある。人生上の全側面で、結果には原因があり、不健康な基盤に焦点をしぼって調べた。教育において害がでるのも、教育に内包された手法に責任がある」となりましょう。

次に取り上げた箇所で、エピソードの舞台は法廷です。**第二部・第五章・意識的な指導と調整を再教育として理解する**、から引用

　…平均的な人は表面上で、完璧な神経調整や均衡で手慣れた実体験を行なったり、うまく様々な精神や身体の要求に応えながら普通に日常を繰り返したりするかもしれない、がしかし、急に直面する出来事が思いも寄らなかったり未知だったりすると、思うようにやれなくなって不適切な理解のまま調整を失ううえに、その新しい経験に何も本当の恐怖が含まれていない場合でさえ、そうなってしまうかもしれ

ない。こうした事実が存在し、人はパニックに襲われた状態になり、そうした結果は新しい実体験によって引き起こされる。人は精神的に不能状態になるし、こうした「事実として生じている例」が問題となる理由があり、それは、自分の理性的な能力を放り投げて全然使い物にならなくするからで、不慣れな状態に出会うと自分を貶めて、恐怖状態の動物か未開人の段階になりはてる。このように観ると、我らは未だ到達していないけれども次の進化段階は、そこで働く理知的な能力により対応してどんな緊急の場合も調整され穏当で適切な事柄をするような精神的契機になる。本当に巧妙な弁護士はこの機に乗じて人間の弱点を利用し、反対尋問で証人を崩すために新たな線で思いも寄らぬ攻撃をやるだろう。その弁護士がここに関連するようなうまい選択をやると、弁護士に確実に得られる結果があり、その証人に習得できていない対応をさせて不慣れなところへ追いやり、合理的な審判へ導くだろう。証人がうろたえれば弁護士はよもや失敗などしないし、証人の計画を狂わすだろう。

　それにしても指摘しておきたいのは、弁護士自身も同じ罠に捕らわれかねないことであり、それは、その証人の採用する手順が弁護士にとって未知の法廷術となる場合だろう。　単なる問題として、どちらが先に一撃を喰らわすかだ。例として、ある法廷に特別な興味のあった私自身が傍聴したものを挙げると、以下のようであった。　ついでながらお断りをしておくと、その弁護士と証人には共通の知人が居て、彼らはお互いでお互いに失礼な伝言を送りつけていたし、それも裁判開始前だった。当然ながらどちらも身構えていた。弁護士が口を開くと、「さてスミスさん（仮称）、私の提案では…」とやり、不運な間違いとしてそれを繰り返し二度目にやってしまったところで、その証人が静かに申し述べて「ご存じではありましょうが、お宅がここにいるのは**質問するためであり、提案するためではありませんね**」とやった。その弁護士はしばしまったくの当惑状態に陥った。ここで崩れた弁護士はいつもの調整ができなくなり、自分で感情の主導を許して判断を誤り、本件の残り部分でも均衡を取り戻せず、気にしすぎる

あまりに、その証人から発言を得るにあたり弁護士の失った論点が多くなって、たいへん重要な案件だったのに判決を勝ち取ったのは相手側になった。…

　まとめます。「平均的な人は普通に日常生活を送っているかもしれないがしかし、突然、不慣れな状況に遭遇すると調整を失う。そこに本当の恐怖が含まれていなくともパニックになる。理性が使い物にならなくなる。巧妙な弁護士はこの機に乗じて人間の弱点を利用する。一方、相手側も同様だ。実際に、ある弁護士がいつもの調整を失い、相手側の勝訴となった案件を取り上げた。」となります。

　以上一冊目の『人類の最高遺産』を抜粋しました。

　意識調整の必要な領域として、飲食物や嗜好品にページを割いています。大人も子供も教育や社会環境に影響されているし、もしそのせいで望ましくない結果が生じているならば、修正にあたり「物事の根底からひっくり返す」ほどの変化が要る、とあります。

　現在の AT において「手で教えること（手技）」が必須とされているようですが、原典にあたると手技は一部です。F.M. 氏は初めのうち言葉で伝えていたところがうまく行かず、演劇練習生や仲間に教えているうちに現場でやむにやまれず手を添えたらまあまあうまく行った、どちらかというと偶発的に手を添えたとか、その後の生徒にもかなり話しこんで同意を得てからでないと手技をやらなかったとか、そうした報告があります。

　さて、『建設的に意識調整するヒト』に移ります。全四冊のうち、この第二作を F.M. 氏本人は最も気に入っていたそうです。実例が豊富だからでしょう。

　まず、**初版への序文**、から

　（読者と文通していた F.M. 氏）…可能な限り、私に差し出せる実践的な実例を一般的なやり方にまとめ、根本的な原理（単数もしくは複数）としてお応えすればそこに回答も含まれ、希望的にはそんな記述

118　第二部　意識調整

の手助けで文通相手の皆さんはより良い理解をして、実践的な側面において ご自身の問題にあたれるだろう。私の重きをおいた案件は数巻分に上るけれども、そこから選択する際に、自分で気になった比較的重要とされる案件からひとつずつ取り上げて主題にしてみた。そうすれば、これが源になって満足感を持つ読者もおいでになるかというのも、どんな方であれ残念ながらこうした観点を持ちえなかった方々の知るところとなるのは、私の提供する相当考え抜かれた必要不可欠な領域であるし、そこで私がワークしているとわかってもらえそうだからだ。

　前著『人類の最高遺産』に書き下ろした評論があるうえに実践的な手順や実例も載せたから、ここで見直せば、お手紙をくださった読者に対する本書での道筋はそれゆえに明確になり、新しい見地から求めて、さらなる理解へ向けた**手段を吟味すること**、それを示せば暮らしは健全になり、こうした環境における 20 世紀での実体験や急速な変化にうまく対応できるだろう。本書で私が大いにお応えしたいところとして、たびたび繰り返される疑問があり、すなわち、「なぜ我々の直情（本能）は信頼に値しないのか、大昔から先祖はうまくいっていたではないか」・「どの段階で、人類の進化におけるこのような衰退が始まったのか」・「何を原因として、現代の個人と国家との関係がうまくいかないのか」・「貴殿の用意した原理ならやれるとおっしゃるが、我々に決意さえあれば、最高の手法となる教授法を子供らに授けられるのか」・「明らかに、貴殿の概念にある意識調整や協調作用や再教育は一般概念と差異があるから貴殿に説明してもらいたいし、その違いを次の本に載せてくれるのか」と。私の見解となれば、うまくこうした質問に返答できたあかつきにはきっとくっきりした段階へ前進する手助けもできて、邪魔を取り除くだろうし、いったんそうなればきっと、疑問に思う誰もが渦中に置かれている世界的な不安や不満にも、人々の探し求める率直な真実となって、あふれんばかりの手法や体系や「治療方法」や処置のなされるいわゆる「肉体」や「精神」や「霊的」な側面において、歩みを進められるだろう。この関連で重要とな

る注意をしておくと、熱心な方々が巷の様々な手法を取り上げ、優れて**特殊な**結果（すなわち、向かう先が自分らの思い付きや概念にある結果）の支えとなるような論点や信念をお持ちだったとしても、しかしながら事実は残され、いかにこうした結果やそれに伴う人間の努力が過去500年間にあらゆる分野において治療的で治癒的な行為に向けられていたとしても、それにもかかわらず、その水準となる感覚的評価や全般的な協調や信頼できる使い方をする機構としての有機体などは未だ徐々に低下の一途を辿っており、付随する深刻な状態は明らかに今日でも至る所に見受けられる。…

　部分要約すると「（論点は）、なぜ我々の直情（本能）は信頼に値しないのか、人類進化における衰退、現代の個人と国家との関係がうまくいかない原因、F.M. 氏の用意した原理により最高の手法となる教授法を子供らに授けられるのか、意識調整や協調作用や再教育は一般概念と差異があるからそうした説明などだ。F.M. 氏の見解で、うまくこうした質問に返答したい」、CC により「いわゆる『肉体』や『精神』や『霊的』な側面において歩みを進められるだろう」となりましょう。こうした項目が F.M. 氏の重大案件でした。
　本文に入るとさらに明確です。**第一部・感覚的評価に関連する人類進化上の発展・不適切な潜在意識で指導や調整をしながら急激に変化する文明社会に臨むと、**から引用

認識や充足に必ず要るものとそこに関連する進化的発達

　…心身で「手段を吟味すること」によりこうした発達に役立つところを現時点で示しておこう。
　満足行く進化的発達に求められ、たゆまぬ歩みによりヒトは心身行為をある段階から次の段階へ培い開発する。第一の欲求や必要性は上記の繋がりにあり、ヒトの欲求や必要性に刺激されて発達へ向かったそんな心身の潜在能力があり、それで可能になった創造物が向かうのは、満足いくように求められた道筋であるし、必然的に充足し必要性

は満たされるだろう。**適正な発達をすると、こうした潜在能力に含んで満足いく水準ができ、協調した使い方が有機体に及ぶ。**

　明らかに、ある人が満足して現在の立脚点にいて、そんな進化段階に留まるのであれば、自分の考えや意見や暮らし方などでその人には望むべくもなく、必要にかられて変化する状況に身を投じる気もなく、意識的にも潜在意識的にもその人は満足だと思っている。あらゆる進歩において、しかしながらそこに伴う発見を受容するなら、そんな考えや原理や暮らし方などはその人に新奇である。どんな人でも、決まった欲求に依存し、影響を受けたとしても過去の心身経験のみを利用し、いやだからと探索したり意識的に求めたりせず、得られるはずの新しい経験を拒む人であるならば、何も期待できず、どんなものだろうと本当に成長する進化段階へは行かない。

　そのような場合に現われる妨害の原因があり、例えば、狭い展望・状況の緊迫・心身の変化を怖がりすぎる・不合理な側面で指導や調整をするなどのあらゆる傾向に邪魔されて、主題に関する概念・見え方・受けとめるどんなものであれ外界から自分に今起きている実体験などが歪み、こうした実体験の総計が全体の実体験になり、その人の遺伝（再現される種の本能）に加えて自らのかなり偏狭な個人的実体験をもとに日々の生活を送っている。

　そのように確立された心身状態を上記に示した意味があり、無数の偏向を組み合わした潜在意識的な人類種がそんな自己の使い方をしている日常生活であれば、そこで、ひとつの結果に多くのヒトは遅かれ早かれ気づくことになり、その現象とは何かの欠陥だ。おそらくたった５パーセントほどでさえ、こうした欠陥の未だ到達していない側面に意識があるのだから、その人の居続ける危険地帯の内側で心身の欠陥に自覚がないどころか、欠陥で妨害しながら自分の成長をしないように全てをしまい込んでいる。

　まとめます。「人類が心身で『手段を吟味すること』になれば、適切な発達により協調した使い方をする有機体になる。しかしそこで新しい

経験を拒む人は進化しない。そんな人は偏狭な個人的実体験を基に日々の生活を送り続け、自分で自分の妨害をしながら成長へ向かわない」となります。明快です。

同じく**第一部、根本的不具合のある我らの計画による文明社会で、欠陥の生じるところを認知し、重要な原理で予防し、全般的な基盤を作る、**から引用

…奇跡施術者がおり、そこで奉じられる「治療」手法の好き勝手な観点は二千年以上も続くけれども、こうした事実にもかかわらず、徐々に増加する悪状況や症状の複雑化が引き続き存在し、またそれゆえに呼応し、ヒトはますます必要として「治療」法へ向かう。

私のさらに強力な見解は、事実として、人類の指導される由来は理知的道筋に拠らないので、関連した問題が健康面に生じるのも当然で、悲劇の進行する文明社会になっていることだ。1914年の危機が示したように、人類は開放した力学を自己調整できず、またそのせいで、数百万の同胞が地球上から一掃されたのだから、まるで人類には、簡単に用意した手段により自分自身を滅亡に向かわせるエネルギーがあり、過去に、指揮する先を有害な経路にして外界へ向けていたし、それにしても将来的に、指揮や調整の由来を理知的な道筋において、これを第一に採用して繋がった使い方をする心身有機体になるまでは、そのまま進むように見える。

こうして恐ろしいほど繰り返される野蛮行為はたまに中断されるがしかし、まるで白熱して燃えさかる石炭の表面に水をかけるようなものであり、別の言葉にしてひとつの道筋を提示すると、激しい度合いで熱を保った火種の表面が湿っただけでは、そのうち燃えはじめ再び炎上する。（原註）どの火種も我々の類推に現れる各個人の所持品であるし、扱いはひとりずつ個別になされなければならず、そこでもし我々の願う予防をするならば、また別のすさまじい突発を防ぐように、我々の扱う火種を何かのやり方で燃えにくくして、まるで小石そのものに火をつけられるのかというくらいまでやることになるだろ

122　第二部　意識調整

う。

　（原註。この文言を書いたのは 1914 〜 18 年の戦争の後だが、裏付ける出来事は 1939 〜 45 年にも起きた。F.M. アレクサンダー）

以上は戦争中の話題です。

　まとめます。「原因に手をふれないまま目先の結果を変えようとするのみであれば、『奇術施術者』がそうした『治療法』へ向かっているに過ぎない。1914 年の危機（第一次大戦）のように現代人は自己調整できない。理知的な道筋を採用するまでは同じままであろう。予防が要る。（それにしても私の予言通り、第二次世界大戦が起きた）」となりましょう。さらに同じことを言い換えると、人類に獣の闘争本能が残っている以上、各々の人類が意識調整しない限り、必ず闘争になり戦争になる。そこで逆に、意識調整を採用すれば闘争本能を抑えることができる。すなわち、戦争を無くし平和な地球になる可能性がある、となります。

　次は、**第二部・感覚的評価に関連する習得方法と習得される行動・第二章・不正確な概念**、からです。

　　ここで案件となる概念における第一歩は納得してもらうことであり、その中身は、生徒の現している誤指揮による動作は結末であり、不正確な概念や不完全な感覚的評価（感じ）から生じていることだ。

　　さて、こうした関連において早速の警告をしておくと、人によっては未経験でこうした事案を知らず、そんな生徒は一つの法則のように納得しないし、こうした論点を話したり議論したりするだけ無駄になる。生徒は実によくあることで、自信を持って教師に接し、生徒に見える主張をするし、自分の立脚点からこうした発言を真実であるかのように述べるだろう。しかし私の実体験では、一方通行のやり方しかなく、教師が本当に納得してもらうとすれば、生徒は自分の知覚の感じで誤誘導する自己となっており、ある時点で、生徒の始める一つの動作により、そこで、**デモンストレーション（実際にやって見せること）により生徒自身の有機体において**、わかってもらうことになる。

123

鏡を使うべきであるのも、そうすればやりながら、生徒は**できる限り**視覚的に確証できるからだ。

不正確な概念ではうまくいかないとあり、くどいようですが「身体」だけのワークではありません。

次に、**第三部・感覚的評価に関連する人類の必要性・第五章・複合化や複雑化が関連するストレスや緊張**、から引用

　あまりにしょっちゅう我々の言われることで、およそ原因があるから問題になり、ますます複合化の求められる生活を強いられる、そんな現段階の文明社会にある。指摘を上回るほど我々に本当の問題が生じているのも、ほとんどいつでも採用している実生活を低次で未進化な「結果をすぐに得ようとすること（エンドゲイニング）」原理においているからであるし、我らの試みでそうした要求に応じて結末に至れば、我々の助長した自己内部の状況にストレスや緊張（そこに我々は無知であり、我々の見方では何か自己と分離している）を抱えながら、潜在意識的で不合理な努力を採用した自己により常に変化する環境に応じていて、そんな環境をいわゆる進歩する文明社会と称している。

　第一に我々の所持するストレスや緊張は自己内部にある、つまり、自己とは機能する心身機構であり、我々の働き方を満足いくように有機体の必要に応じて維持する健康状況があり、そうして全般的な行動をしているところにある。誤りや欠陥となる側面が心身機構にある、と示唆する記述をしてきたところだが、そうした結末の起因は不健全かつ誤誘導する原理にあり、そんな懸念のうちに我らは個人的な発達や成長をする。

　次に我々の持つストレスや緊張はいわゆるよくある「生存闘争」とか「複合化した人生」などの言い方にあり、言い換えると、ストレスや緊張の生じる由来は我々の努力で成そうとする車輪にあるし、複合した人類の造り出した機械的な生活があり、それを反復する社会や工

業や政治や教育や宗教や倫理などの側面にある。

　要するに、「ストレスや緊張は、自己内部にあるし人類の造り出した機械的な生活にあり、反復する社会や工業や政治や教育や宗教や倫理などの側面にある」と。大急ぎで観てきましたが、そろそろ**結論・心身的な態度**、にしましょう。

　本書で扱ってきたように、様々な人間がおり、不具合や奇癖や欠陥や不完全な使い方をする心身有機体になっていれば、そんな傾向の増加する道筋で成長や発展をするにつれて、あまりにも頻繁に助長した「悪習慣」を長い間やり続け、青年期に到達する頃までに、そうして積み重ねた体験に含んだ基礎をいわゆる「精神的態度」とするだろう。

　そんな態度をとる人間であれば、そうして向かった機能をする心身的自己となり、そうして向かった働き方をするこの自己が日常行為を成し、「全てとして全て終わる」ので、限られた人しか鍵を所有せず、宝の山である心身的な実体験に至る人は少数になり、受け継いだものであろうと獲得するものであろうとそこへ到達可能になるとしても、そんな次元で理解した心身的な反作用の向かう刺激を正当とし、楽観的な観点において、どんな努力であろうとも人類の向上する可能性があるかのようにしているだけだ。

　理解というが、私の言及してきた理解は心身的な道筋にあり、それが現われる様々な次元において人類種が成長したり発展したりするには、そうして司られる兆候に対して適切な理解が必須であるし、どんな満足いく考察になろうとも、「原因と結果」を推し測るのであれば、第一の関連として、人類種自身の行動において重大な発達を成すところにあり、第二の関連として、人類の行動が自己の外界に及んでいたとしても、その時点で動作を適用した暮らしにおいて複合した反復をうまくやること、つまり、社会や宗教や政治や道徳や教育や産業やその他の実体験をする文明社会を乗り切るところにある。人類種はまだまだ大急ぎでこちらの極端からあちらの極端へ移ろうと「結果を

すぐに得ようとすること（エンドゲイニング）」原理による試みで再構築や「身体」改造をするつもりでいるのだから、そこで論点を示せば、何を必然的な第一及び第二の理解とするのか、つまり、どうやったら「原因と結果」における最重要な関係を持てるのか、それがわかるだろうし、そして、どのように見積もった計画で向上にあたれば人間がおよそ明らかに持続的に満足できるかもわかるだろう。おそらく何かあるだろうと種々の計画で再構築しようにも、なんにせよ状況はさらなる混沌になる他なく、ある時点で、各個人の懸念とされるところで再教育を全般的な基礎にして、再統合した心身統合体になるまでムリではないのか。というのも、最後の分析として、「原因と結果」は種の個体的な反作用で刺激に向かうところに生じており、そんな結末は、個人的概念を形成するそうした計画により再構築にあたるそうした案件に生じている以上、そこでたとえその計画それ自体の扱いが熟考され、満足いくものだとされていても、それでは上手くいかないからだ。

　こうして導かれ、我々は再び主題となる概念に突き当たり、それを解説してきた関連で努力して紹介してきたことは、ある状態で**協調した行動**を取るとしても、唯一そこで有機体の機能がほぼ最大に近づいたときに限られることであり、そうすれば我らの望むところで、どんなやり方になろうとも満足いく概念になり、新しい不慣れな思考や実体験も可能になるだろう。それ故に必要なのは理解であり、「原因と結果」における第一の関連として、そんな機能をする有機体自身が要る。

　というのも我々が解決に至り、こうした問題を各個人が解消したあとに限って、我々は安全に通過し、第二の考察により、「原因と結果」の関連する諸問題を日常生活において解くこともできるからだ。その時にやっと我々は正当に主張でき、個人的な反作用で刺激に向かっても、その反作用は調整された人類種のものとなり、人類種の用いる道筋で理性的に行動し、日常的に予防し、やりすぎや有害な興奮による恐怖反射や情動などを抑え、とりわけ、ある時点で人類に求められる

関わりにそうした新しくて不慣れな状況や問題が上っても、そうした問題を自然な成り行きに向け、あらゆる道筋による傾向で前進しながら進化的次元を歩むだろう。

　まとめます。「様々な人がいれば、使い方が不適切な人もいる。そうした悪習慣を続けていると、それが精神的態度になる。そんな態度だからそんな**機能**をする心身的自己になり『全てとして全て終わる』のであれば、宝の山である心身的実体験へ至る人はごく少数になる。私（F.M. 氏）の理解は心身的道筋にあり、人類種の進化へ向けて適切な理解は必須である。
『原因と結果』を推測すると、第一に人類種自身の行動が発達することにあり、第二に外界との関連において複合した反復を上手くやり文明社会を乗り切ることにある。人類種は未だ『エンドゲイニング・結果をすぐに得ようとすること』をやっている。そこで、何を必然的な第一・第二の理解とするのかが重要だ、つまり、再統合した心身統合体になるまでムリだ。**協調した行動**を取るとしても、有機体の機能が最大に近いときに限られる。日常的に予防し、やり過ぎや有害な興奮による恐怖反射や情動を抑えれば、不慣れな状況や問題が新たに持ち上がっても、進化的次元を歩めるだろう」となりましょう。

　さらに『いつでも穏やかに暮らすには』・**第十二章・知を手段にして一旦停止する**（1946 年版）から引用
　　…人類行為として、原子爆弾は称賛され熱狂的に支持された、別の言葉にすると、ある手段による破壊という観点から身の毛もよだつ、すなわち、この手段による破壊活動は文明の普遍的脅威となった。…

　ぜひとも皆さんご自身で確認なさってください。第一作から第三作でほぼ F.M. 氏の主論は終わり、第四作（日本語版近日出版）はよその博士による評論やそれまでのまとめが中心です。
　氏の少年時代である 19 世紀半ばに豪州の田舎では井戸や薪で暮らし

ていた家庭も多かったでしょう。それが 20 世紀になり、ビニールやフロンや農薬などの化学物質が出現しました。第一次大戦中にバターが足りなくなり、代用品として化学合成されてマーガリンができ、それを食べた兵隊は病気になりました。原子力や電気機器による身近な電磁波障害が発生しています。子ども時代から学校給食や予防接種などを強いられています。存在しなければ原因にはなり得ないけれども、現代は毒だらけです。日常的に緩やかな殺人が続いています。そうした食べ物や環境が原因でひどい結果が生じているならば、世界一の教師によるハンズオン（手技）を何万回習っても、原因は取り除けません。

　印税どころか、初期費用の回収さえおぼつかないのに次々と日本語版を出版する私には、友人によると、いわば FM 原理主義者の側面が少なからずあるようです。創始者のワークを守るという意味でそうかもしれませんし、案外そうでもないかもしれません。我らは現代的な側面からむしろ積極的に食物・環境・子どもの教育及び社会教育などに関わっています。原因がなくなれば結果に出ていた悪症状は無くなります。意識調整です。

（メモ欄）
AT は十分に強力ですが、CC とは違うとおわかりになりましたか。ご自身で気づいた AT と CC の差をメモされてはいかがですか。

太極図とエニアグラムを用いた解説

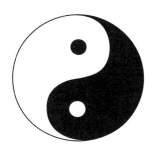

　大自然を白黒のヒナガタで表し、四つの観点を同時に進めます。そのように理解して行動すれば健やかに生き延びることもできましょう。陰になり日向になり、われもよしひともよし、情けはひとのためならず、で動くことになります。複合的な世界を理解すれば、手のひらと手の甲のように、必ず表と裏があります。裏には裏がありますし、裏の裏が表になるとは限りません。

『建設的に意識調整するヒト』によると、幸せとは、「心身及び霊」的にも経済的にも社会的にもその他もろもろの条件でも豊かに健全に過ごせること、とあります。ところが我々は公私ともども、教育という名の習慣に固められた一面的な正しさに沿って日常生活を送っています。総合的理解のためには必ず訓練が要ります。ワークでラクになりたければ修業が要ります。身体をラクにするために思考訓練したり、精神的不調をラクにするために身体訓練したりするかのように見えるでしょう。長期的にはラクになるけれども、短期的には厳しい訓練になるかもしれません。やっているうちに「ラク」の質も訓練の質も変わります。

　これがずれるとどうなりますか。短期的に気持ちいいワークをして、ラク堕落になっている人がいます。目先の利益は逃さずに自分さえよければいい、われもよしひともよし（我が社長と我が社員がよければそれでよいのだ）といいとこ取りだけしてツケは踏み倒し、情けはひとのためならず（他人に情をかけるとろくなことにならない）と理解しそのよ

うに行動する人がお金持ちになったり有名になったりすれば、それがまるで社会の成功者のような扱いです。

　表面しか見ない人は、太極図でマガ玉の形をしている白い部分だけ見て動く人で、長い目で全体を通すと行き詰まる以外にないと始める前から判ります。現代社会におけるコマーシャルはたいていそちらの筋です。元々利害というのは利と害と、つまり得も損もあるのに、得ばかりを考えて行動すれば、捕らぬタヌキの皮算用です。失うものを見失って動いてしまい、おそらく気づいたとしても、大切なものを失ってからです。儲かると思った金融商品で大損する人は多いです。仮にお金儲けできても、人間としての尊厳や信頼を失った人がいます。お為ごかしという表現があり、あなたのためよと言いながら自分だけ得することを目的にしているやり方があります。公平とは英語でフェアといいますが、少なくともギブアンドテイクでなければ健全なビジネスではない、ところが、なんとかして少しでも自分が得するように、つまり搾取しようと、儲ける目的のために手段を選ばない人はどこにでもいます。『人類の最高遺産』に泥棒兄弟のエピソードがあります。用心してください。

「中庸」と言う言葉を、足して2で割る、平均値から偏差値を割り出してそれをあてにする、間をとる、前例通りにする、などの意味に取っている人もいるようです。一般商店やサラリーマンの貸し借りならそれで上手く行くこともあるでしょう。ただし、中庸本来の意味は、手段を吟味しその時に必要なやり方をすることです。急がなければならないときはさっさとやる、のんびりするときはごろごろする、どうしても邪魔してくるヤツがいればぶちのめす、おかしなことは許さず糾弾する、状況によっては見逃す、今まともにぶつかってもかなわないならとりあえず安全圏へ避難する等々、ケースバイケースになります。

　このあたりと深く関わってくる孫子を引用しますと、必死・必生・憤怒・清廉・部下を愛しすぎる、という五つの危険があります。ダメなもの五つ、必ず死ぬやり方、とにかく自分だけ生き残ろうとするやり方、怒りにまかせて見境のないやり方、清潔すぎて細かいことまで許さないやり方、情にほだされると何でも許してしまうやり方、以上です。

130　第二部　意識調整

『自己の使い方』第一章・段落68

　　この手順は正反対である、我々が個人的に直情的な方向へ練習して
きたどのような手順とも正反対であるし、それだけでなくもう一方、
種としての人類が直情的な道筋で訓練してきた、継続的に全てを通し
て人類がしてきた進化上の経験とも正反対であると、私はあえて指摘
しておこう。

（メモ欄）

エンドゲイニング（結果をすぐに得ようとすること）では結局ダメになる、その理
由が太極図に示されています。説明できますか。

エニアグラム

29ページを参照してください。ワークが上手く行くなら、時計回りにプロセスが進みます。全て必要項目であり、言い換えると、全部一緒にひとつずつ順番に進みます。0・9.心身統合体、1.クセを認める、2.抑制、3.学び方を学ぶ、4.知覚の訓練、5.方向、6.気づき、7.プライマリーコントロール、8.使い方、です。

そこで上手く行かない状態がどうなるかを示すと正反対になる、つまり、反時計回りで裏返しになります。以下のように人生の挫折が生じます。

自己の使い方全般において芳しくないことをやっていてプライマリーコントロールを干渉しているのに、そこに気づきがなく、逆方向へと誤った感覚的評価による正しい感じに従って進み、新たに学ぼうとせず他人の指摘に聞く耳さえ持たず、余計なことをちっともやめようとせず、自分自身の悪習慣を認めず、なんでも人のせいにして精神だけもしくは身体だけですぐに直そうとする人です。

ここでエニアグラムについて、歴史的な背景を軽く紹介します。エニアグラムを応用した教えは元来アフガニスタンの秘密結社における奥義でした。外部に漏らしたものは死を持って償わなければならないほど厳しい掟がありました。守ってきたのはスーフィー教団（イスラム教神秘主義）と言われますが、おそらくモスリム成立よりずっと古く、仏教成立以前から伝わっていたでしょう。またこの秘伝が外部へ漏れたら、アフガニスタンは戦火に襲われるという伝承もありました。それがどうやって西洋社会に一般公開されたかというと、20世紀初頭にロシア皇帝軍のスパイとしてかの地へ送り込まれたグルジェフ氏（ゲオルギー＝イバノビッチ＝グルジェフ、アルメニア生まれ、1866〜1949）がまんまといただいてきたという通説があります。それ以来、平和で牧歌的だったアフガニスタンに戦火が絶えません。

F.M. 氏と同時代のグルジェフ氏は神秘主義者として現代も絶大な支持を得ています。「ワーク」の原語が何語にあたるのかわかりませんが、ワークは自分自身でする（work on oneself）・自己観察・思い出す・ストップワークなど、AT で使用されている重要語句のいくつかはグルジェフから拝借しているのではないかと、私は推論します。

　それにしてもエニアグラムは確かに神秘的と申しましょうか、多少かじった程度でグルジェフワークには素人の私にあちらからやってきた、とでもいうしかない経緯で修得することになりました。直接お会いする方へ限定的に口伝でお知らせするならまだしも、ここで詳細まで利用方法を記述することは叶いません。

　一方で、様々な秘技や秘伝について私なりに言える一般論を紹介しましょう。その方面に関する情報収拾にあたった当初は表面的な連中以外に見つからず、うすうす怪しいと知りながらもあるところまではそうやって進むしかない場合もある。そうこうするうち、ものによって運が良ければ、どこかの時点で本物に出会う。偉い先生からではなく仲間や学生諸君と協働していると自ずから導かれる。世界に存在する諸事象を自己探求するうちに閃いて真理が見えてくる。虎穴に入らずんば虎児を得ず。私にとって意識調整もエニアグラムもそうでした。最終的には自己再教育に収束します。

　繰り返しますと、上手にエニアグラムを扱えるようになれば実行可能なプロセスを構築できます。本来は純然たる人助けに使うべきです。しかしながら、アサシンというと暗殺ですが、城から一歩も出ずに外部の他人を陥れたり殺人したりするためにも使われていました。応用すれば、戦争でも核兵器でも何にでも実行可能なプロセスの構築が可能です。実際、現代社会に巨悪がまかり通っています。昔の賢者には、世のため人のために使わない輩に伝えるべきでない、と厳格な掟がありました。しかしそれが全世界に広まってしまった以上、新たな攻略法が必要です。

　もし仮に、一握りの既得権益者が得するだけで人類全体には望ましくないプロセスが有効になっているならば、それも、エニアグラムで図示できます。いったん図示できたら、9 つの項目のうちどれかひとつを外

してやれば、全体は上手く回らず一旦停止します。これぞ一点突破・全面展開であり、邪魔を邪魔できます。恐ろしいほど効果があります。

　幸いにも、エニアグラムの深遠な世界に本当に気づいた研究者は数少ないようで、そのほうが害も少なくてすみます。大半は性格判断のようなものに限られ、占いや自己啓発系に利用されています。ビギナー向けのものは色とりどり書店に並んでいます。仮に一冊をお勧めするなら、『性格と神経症（ISBN4-393-36375-2・春秋社)』であり、私が完全に納得しているかどうかはさておき、著者はグルジェフの直弟子です。

（メモ欄）　人格エニアグラム 37 頁参照
F.M. 氏の背景にあるシェイクスピア劇には不条理な話も多く、善人か悪人かわからない登場人物ばかりです。我等でもいくつか利用できる映画やお芝居があり、初心者へのお勧めは、『からさわぎ』『ハムレット』『ベニスの商人』このあたりです。個人的には『十二夜』が最高傑作と思います。鑑賞してみて、メタファーやダジャレ、ダブルミーニングなど発見すると面白いです。登場人物を人格のエニアグラムで分類することもできます。いかがですか。

134　第二部　意識調整

第三部
サイエンスとアート、そしてドツボ

人類の最高遺産を受け継ぐ遺伝子のように、二重らせん構造の文体で進めています。とりわけ第三部は顕著です。一般評論文にある三段論法ではありません。いわゆる文学的エッセイからも外れます。アタマを柔らかくしてお楽しみください。

　さて、ワークはサイエンスでありアートであると言われます。サイエンスとアートをどう訳すか、一般には科学と芸術でしょう。科学では、あるやり方がわかれば誰がやっても同じ結果が出る、つまり、普遍性や再現性があると了解されています。一方、辞書によるとアート（art）の意味は、職人技・技術・わざ・こつ、知識ではなく経験を通して修得するものとあります。現実的にはどうでしょうか。例えば、自然科学とされている医学の脳外科や心臓外科において、ある症状に対してどうすればいいのか専門医なら知識はある（サイエンス）として、経験豊かな腕の立つ医師なら上手く手術でき（アート）、平均的な医師は不成功に終わるという事例もありましょう。あるいは、何でもかんでも切らずにはおれない外科医が手術しないでも治療できる事例に出くわした場合と、なるべく切らずに処置しようとする内科医が手術するしかない事例に出くわした場合と、両方とも芸術的な治療をするでしょうか。

　別の訳をします。サイエンスを自然科学とすると、対応する言葉としてアートは人文科学です。文学・美術・芝居・ダンス・音楽などアートの世界において、誰が優れているかを決めようにも、結局のところ個人的好みになる場合もあります。ある力量を備えた「アーティスト」はたくさんいて、その中でプロデューサーやおエライさんにかわいがられる人が役をもらうとしても、一方的に非難することはできません。

　私はステージ関連を生業としていた時期があり、出演者も裏方（大道具など）もやりました。国内でも海外でも、センセにヒイキしてもらうために裏金がうごく、ボスの貸し借りが動く、ということがありました。ハリウッド女優が役をもらうために一番重要な能力は fuckability だと、元アイドルで30代になった女優らが会話するドキュメンタリー映画がありました。私自身はさすがに枕営業などしておりませんが、周りで起きていた事は知っています。週刊誌が騒いでも、関係者はもちろん口外

136　第三部　サイエンスとアート、そしてドツボ

無用です。その世界で「飯を食って」いくなら見て見ぬふりするのも一
つの方法です。

20世紀初頭にデューイ博士が明言されているところでたいへん恐縮
ですが、科学万能の時代はとっくに終焉しました。自然科学も人文科学
も社会科学も科学そのものが仮説に過ぎません。仮説とは、そういうふ
うに考えてみたというひとつの説明、つまり、唯一絶対**ではない**ことを
意味します。

『人類の最高遺産』**第七章・覚書と例証**、から。
　…それというのも自分の経験からわかったところで、どの二つを取
り上げても全く同じ事例などなく、となれば詳細にわたる指示を載せ
ようにも、Aさんに伝えた指示がもしかすると、BさんやCさんに
は非常に有害なものになるかもしれないからだ。…
　…・そこで即座に測定する疑問点として、有効な無意識的模倣など
あるのか。この要素は実演可能な事実である、つまり、無意識的模倣
1000例のうち999例で見られるのは過ちでしかなく、模倣で長所は
伝達されない。長期間の経験になる再教育において、数多くの男優や
女優など演劇人とこの国でもお会いしたし、そんな私の豊富な機会に
観察を続けて来たのでそこに、ある手法で「代役」を務めるために「模
倣」を主題に組み込んでいた方々もいらしたけれども、私の様々な実
体験から、潜在意識的模倣が見られると常に何度も繰り返し、男優も
女優もひどく目につく失敗をやっていた。…加えて、私の実体験にあ
る事例から吃音を取り上げるなら、私には極めて明確に見え、とりわ
け男子や青少年における吃音例の大多数は、他の子を模倣するところ
から起きている。我らが見つけようとしても、男の子がやる気になっ
て模倣したから誰かお友達でたいへん上手に話しているようにでき
たという事例などない。…
　…原理を無意識的模倣において生理学に応用するとどうなるかお
知らせした。完璧な協調作用にある男女がいたなら、実は、そんな人

の印象には模倣するところが少なく、一般の観察者は男女問わず外側に明らかな不具合が出ている人の方を模倣しやすい、というのもまるで、完璧に衣装の整った男女が通り過ぎてもあまり印象に残らず、比較すると、大げさな衣装で人目を集めたい人の方が印象に残るのと同じだ。もし仮に、我らがここに用意して、わけのわからないギリシャモデルを子どもに差し出して見せられる機会がたまたまできたならば、そこで、無意識的模倣をするお子たちの飛びつくところは顕著である以上にあっさりと印象的な不具合ばかりで、それが強いられるように入り込み、かなりの部分で日常生活の不具合になるだろう。…

　科学は普遍性や再現性があると了解されていますが、F.M. 氏によるとケースバイケースで対応するしかなく、マネしてもダメだとあります。
　話を移します。「羅生門」という映画は有名です。米国やフランスの映画学校では必須科目としてこの作品を取り上げています。まだご覧でない方はぜひ、意識調整の教材としてご利用ください。黒澤明監督・宮川和夫撮影・早坂文雄音楽、1950 年の大映作品です。芥川龍之介の作品に、今昔物語のリメイクで温故知新になる『羅生門』がありますが、本映画の原作はむしろ『薮の中』です。
　占領下の日本では勇ましい映画など全く撮れない状態だったようで、たいへんみっともないチャンバラが出てきます。ネタバレしない程度に中身をお知らせしましょう。時代劇です。ある事件があり、悪漢が裁判に引っ張られ、被害者や関係者も証言します。ところが、言っていることがてんでばらばらで、主人公の悪漢は自分がやっつけてやったと、相手の男は自分のほうが圧倒的に強かったと、その妻にはまた別のストーリーがあります。それを見ていた第三者の発言も釈然としない。みんなが自分に都合の悪いことを隠して、我田引水的な屁理屈を臆面もなく立て板に水のように述べています。
　題材をそのまま提出するのはドキュメンタリーやルポルタージュの手法ですが、それでもかならず制作者の意図が出ます。切り取り方で事実などなんとでもなります。一方で、面白いフィクションは題材を何度も

屈折させて昇華させる必要がありますが、それでも追いかければ真実が
にじみ出てきます。

平和に対する罪が成立するとして、さらに有罪がどうかフェアに扱う
ならば、原爆を投下した UN（連合国、今では国連と訳されています）
軍のトップである米国大統領も絞首刑にしなくてはならないでしょう。

『人類の最高遺産』・第六章・習慣的な思考が及ぶ肉体、から引用
　　…今一度見直せば、偏見や先入観という習慣が心にあるから、我々
　は初めから邪魔されているとしょっちゅう気が付き、そうすると、す
　ぐにこの偏見はいろいろな興味深い形式となって現れてくる。…

　全世界のアレクサンダーテクニーク界が薮の中だとしても、いったい
どうすれば真実が現れるのでしょうか。自分の常識や良識こそが先入観
だったり、社会全般の前提として「正しい」とされていることが誤った
感覚的評価に基づいていたりします。
　ならう（倣う・習う）より慣れよ、仕事は教わるのではなく盗め、門
前の小僧習わぬ経を読む、などいろいろな言い方がありそれぞれがもっ
ともな状況もあるなら、裏側には、慣れたやり方のせいで窮地に陥った
場合、盗んではいけないものまで盗んだ場合、教典を丸暗記していても
意味を取り違えている場合などあるでしょう。F.M. 氏の記述にあるよ
うに無意識的模倣は上手くいきません。意識的な学習であっても、正し
いお手本と思っていた内容自体に文脈上の限界があります。言い換える
と、ある状況ではおおよそ正しい方向を指し示す手段が別の状況では役
に立たないことも起きます。そのままで盲進すれば望まざる結果になり
ます。
　一旦停止です。何か変だと気づいたらまず立ち止まりましょう。より
良いモデルを採用するきっかけにしましょう。そこで再び大命題、全世
界のアレクサンダーテクニーク界が薮の中だとしたら、いったいどうす
れば真実が現れるのでしょうか。

『自己の使い方』・マージョリーバーストーの紹介文、から引用

　「誰にでもできますよ、私に出来たのだから。もし、皆さんがやる際
に私がやったようにすれば…ね」と F.M. 氏はよくおっしゃいました。

　文脈を誤るとどうなりますか。お芝居の練習をして、足の裏で床をつ
かむような発声方法を修得し、それで上手くいったと舞台に出ていたら
失声し、それから、結果的に何年も鏡を使って自己観察しなければなら
ない、そんな学習法であるならば、「皆さんがやる際に私がやったよう
にすれば」とは、到底、皆さん思えないでしょう。それから、発見にあたっ
て創始者本人は誰の手技も受けてないことは明白です。「皆さんがやる
際に私がやったように」手技で教えたら同一の発見になるといわれても、
論理破綻しています。創始者 F.M. 氏が天才だったのは事実だとしても、
人間である以上カミサマではないのは真実です。完全無欠ではなかった
し、他の偉大な教師も同様です。

　そうした状況を踏まえて私の立てた仮説を下記に示します。全ての先
達に対して私の抱く並々ならぬリスペクト（respect、原義で、re は再び・
spect は観る）、つまり、見直す作業です。

　心身において、思い方と動作に因果関係があります。**模倣するべきで
ない**部分を指摘しましょう。

　まず A.R. 氏 (F.M. 氏の弟) の事例だ。兄以上にひどい怪我や病気に
かかっている。チフスに罹患して、高熱から左右の視力が不均衡に
なった。落馬して道路に放り出されたとき脊椎基部損傷し、18 ヶ月
にわたり起き上がれなかった。医師から二度と歩けないと宣告された
が、しばらくすると二本の杖を使って歩き出し、もうしばらくすると
それが一本になった。教えるときもずっとは立位でいられず、椅子に
座りながら教えた。読み書きはあまりできなかった。

　現在、主に米国で A.R. 氏の流れを組む教師の中に重大な問題が観
られる。教師が椅子に腰かけたまま教えれば、足の裏（foot/feet）を

140　第三部　サイエンスとアート、そしてドツボ

最大の効率にはしていない、つまり、進化の要である「かかと」が少ない。ある姿勢で機構的に有利にするやり方が不十分になる。立位や歩行の指導がおろそかになれば、足の裏を地面に付けたままでしゃがむ（「モンキー」）のが有利にやれず、銀行でメモを取るときなどに片足を前にもう一方を後ろにして立位を取る際に両足のかかとを地面にしっかり付けて、後足のヒザを伸ばしたまま前足のヒザを屈伸させて作業する（「ランジ」）のも有利にやれず、要するに、全般に四肢をうまく使えない。絶対にメガネをかけたらダメとまでは言わないが、有機体全体で向上すればメガネなしでも「視力回復」する方法がある。A.R. 氏もオルダス＝ハクスレイ氏のようにできた可能性がある。しかしそうなっていない。文章は残っておらず、弟子らが「A.R. によると」云々とやっていても本当かどうかわからない。A.R. 氏が心臓疾患で亡くなったのは 70 才だ。

　次に創始者の事例がある。F.M. 氏が演劇研修生だったときの指導者や同級生全員が失声したわけではない。彼だけ失声した理由があるはずで、それはねじれだ。伝記によれば氏の幼いころは左利きだった。訓練させられて、文字を書く手とクリケットなどの利き手と使い分けるようになった。利き手と利き目の関係は興味深いが、目はそのままだったのだろう。残された写真や動画を注意深く観察すると、顔はたいてい少し右へ向き、頭は左へ傾いている。両目の向く先がわずかに異なっている。軽い斜視かもしれない。『自己の使い方』で方向を見つけたと、前後と上下の方向を指示している。けれども左右については言及がない。三面鏡を通しての観察では誰しも左右がわからなくなるだろう。

　そこで、当方の教室における生徒諸君との実験結果を紹介する。頭を後ろに引き下げて喉頭を押し潰し口からあえぐ音が聞こえるほど息をのみこんでも、そう簡単には失声しない。けれども、首をほんの少しよじった途端にほぼ誰でも声が出なくなる。

　資料から推察すると、F.M. 氏は第二頸椎あたりを軸に少しひねっている。同じことを別の言葉にすると、AO 関節（頭蓋骨と第一頸椎

との関節）からの動きをしていない。流派によっては、同様の有害な動きが何年にもわたる手技で教師に刷り込まれ、それが100年続いている。創始者からの動きを全て正しいと信じて疑わなければ修正の余地はない。首をラクにしようとしすぎて、首を固める動作を訓練している教師グループがある、となる。

　晩年、F.M.氏は脳卒中で倒れた。自分のワークで何とか持ち直したものの、元通りに復活したとまでは言えなかった。南アフリカでの裁判など強度のストレスが原因だったと、弟子による記述もあるけれども、それだけだろうか。もしかして、たばこの分量を減らし、適度の有酸素運動をしていたら防げた可能性がある。エアロビクスというと今の日本ではレオタードの女子を思い出す向きもあろうが、元は米軍アポロ計画の中で数あるデータから検証された手法であり、心拍数が一分間に120以上になる運動を一日に12分間以上続ける「有酸素運動」を指す。『人類の最高遺産』にジョン＝ドー氏の事例があり、いわゆる運動療法をしても自己の使い方に気づきがなければかえって健康被害をもたらすと、その文脈にある記述はそのままその通りだ。がしかし別の文脈において、適切な運動で生じる健全な高血圧状態を身体は要求している、つまり、高圧を利用してエネルギー交換する身体組織がある。仮に、一日中室内で厳しいワークをしていても、有酸素運動を全然しないでいればどうなるか。お気の毒だが、そんなAT教師諸君の中には健康になるどころか、60歳前後になってアレクサンダー兄弟と同様の発作で倒れ、再起不能になったり早死にしたりしている者も目につく。

　そして、病は気から、である。気は心身の健康状態に関係し、「元気」や「病気」という日本語がある。教師と生徒との相互作用により、出すものも受けるものもある。ウイルヘルム＝ライヒ博士の研究によると、病気や衰弱やがんなどに対して「感情の疫病」との関係がある。博士がオルゴンエネルギーとしたものを、別の言葉で、生体エネルギーとしても差し支えないだろう。今では機械まであり、波動測定器やオーラ写真がある。その辺に気配りの無い教師が悪影響を与える

142　第三部　サイエンスとアート、そしてドツボ

と、元気だった生徒はむしろ、気が抜けたり狂ったり違ったり、病気になったりする。エネルギーを変換したり上手に流したりしないことが原因で、悪症状が結果に出る、という事例群になる。

（註。「創始者F.M.氏は長年かけて自ら発見したので、自分ではわかっていたが、他人の立場で教えたり学んだりするときの苦労はわかりにくかった。役者だから人を楽しませるエンターテイメントがあり、劇的な変化を作るのも上手だったが、小さな変化を継続して根気よく他人に教えるにあたり少々飽きっぽいところがあった。A.R.氏は兄から習ったので、学習上の困難に敏感だった。おそらく手技はF.M.のほうが上手で、懇切丁寧な教師はA.R.のほうだった」と、FPジョーンズ著『Freedom To Change』にありました。）

そこで選り分けると、我等が先達から引き継ぎたい部分が浮き彫りになります。本当にA.R.氏の発言かどうかは不明でも、「ゆっくり進み、常に原理を携えなさい（Go slowly and stick to principle.）」というのは有益です。学徒は、心身統合体における自己の使い方を自己観察し、そこで発見や再発見をして、原理に忠実にあらゆる動作へ応用します。自己再教育です。環境や食事や社会現象なども視野に入れながら、いつまでもどこまでも改善します。望ましくない結果があったとしても、それを変更するためにまた、結果をすぐに得ようと（エンドゲイニング）はしません。すぐに結果をどうこうしようとしない、これを逆さに言い換えると、結果から順々にたどって原因を調査します。原因の特定または推測をします。それができたなら、原因を減らすように抑制しながら非直接的に実験を続けます。ゆっくりと常に原理を携えながら歩みます。原理とは、原因が減れば望ましくない結果は減る、ということですし、もう一方で、欲しい結果があるのにそのための根本要因となる動きをしていないと判明すれば、源流から働くことです。そうした目的に向けて、「手段を吟味（means whereby）」します。意識調整です。

　まとめます。サイエンスは仮説で成り立っています。アートは科学を

凌駕しています。自分で自分を改善するために仮説を立てます。抑制します。悪いことが減れば差し引きで全体に良くなるやり方をします。そこでの方向転換は「身体」にも「精神」にも「霊魂」にもあるし、衣食住環境や社会現象を含めた全部にあります。

（メモ欄）

現在教わっている先生がある、もしくは、今から誰かに習うとして、その方から欲しいものはなんですか。あるいは要らないものはなんですか。その人のかかった病気や不具合は要らない代わりに、その病気や不具合を克服した手段が欲しいでしょう。それはなんですか。あなた自身が欲しいもの、要らないものはなんですか。

もう一回、本書の冒頭に戻って次の一周でより良い改善へ向かえます。自己修復する機構的モデル（サイバネティクス）です。

後書き

　本書はサンプリング音源に DJ がラップをかぶせた作品のようなもの
です。研究者としてのしきたりは守っています。大きな流れでワークを
捉えたからといって、創始者の記述全てに盲従することにはなりません。
とはいえ、何らかの反論や改編をするとしても、原典を読み込んで、記
述された様々な見解や手法を見直したうえで、さらなる実験や実体験に
基づく証拠から考察し、冷静に構築された軌道修正でなければならない
し、それには複眼的な視点が必須です。

　とりわけ狭義の「テクニック」に関する記述においては『自己の使い
方』が基礎になる教科書です。手に取って比較すれば一目瞭然、「F.M. 氏
による原典以外の参考図書はどれも周辺部の補足であると言わざるを得
ない」と真のロンドン教師諸君は言及しています。STAT（アレクサンダー
テクニック教師会・英国）を 50 年以上続けている方の実体験です。一
方の在日教師には、日本語版がないために全然読まないで「教える」し
かなかった方もいらっしゃるでしょう。

　ネコは七回殺しても死なないそうですし、ヒトの場合、バカは死なな
きゃ直らないそうで、何度も死にかけてバカが直ったのか、さらにバカ
正直になったのか自分ではわかりません。ここで自分だけ偉そうにして
いる自慢話ではなく、その逆で、失敗と反省ばかりの「自己の使い方」
をお知らせします。ワークのおかげで私自身が心身ともに瀕死状態から
健康回復したショートストーリーです。

　学生時代に合唱や柔道をやってから山男になりました。1984 年ヒマ
ラヤで天狗になった翌年、穂高で登攀中の支点にしていた岩が外れ墜落、
全身十数カ所の多発骨折・脊椎損傷、半年の入院、退院時に医師から「本
厄の頃には車いすかもしれないし、少なくとも杖が要るだろう」と宣告
されました。天気予報ができるほどの腰痛はいかんともしがたく、各
種の代替医療を試したすえアレクサンダーワークにたどり着きました。

146

その後に三途の川を渡り天国への階段を上りかけたこともありました。2003年、インドの山奥から帰国後に発病したので、内科医が恐ろしい伝染病と思い込みました。20日間ほど検査ばかりで有効な治療はなされませんでした。そのうち盲腸が破裂し、最後は難しい外科手術になりました。執刀した外科医によると数日の入院で十分な症例であったはずですが、結局、40日以上の入院を強いられました。

　20代でワーク開始してからもいろいろありましたが、50歳を過ぎた今も心身の痛みやよじれは減り続けており、性懲りもなくテントを担いで世界中の荒野をうろうろしています。意識調整を抜きにしてこれはありえません。周辺ワークもあります。高校や予備校の講師を経て、90年代には米国でオルタナティブスクールのスタッフをしながら実地研究しました。そうした子供の教育も継続しています。音楽家としては、パブロ・カサルス直系の手法も含めて土つくりからやり直しました。音楽には厳然たる国境があります。日本的演奏では西洋音楽になりません。生徒諸君は使い方を訓練してから、初めて、自分自身で違いのわかる演奏ができます。「自然に演奏してください（JPN）」ワークです。

　まとめると、F.M.氏からの本流をおさえながら、NLPなど各種の言語・心理系のワーク、ジオパシックストレス（地理風水）・日常生活での電磁波障害・微量放射能などの影響を電磁波調和で改善、熊野文化学研究会における信仰の探求などを含めて、対応しています。

教科書について

本書では F.M. アレクサンダー氏の著作集から少なからず重要な引用をしています。

すなわち、

一冊目『人類の最高遺産』（英語原典の初版 1910 年、日本語版既刊）、

二冊目『建設的に意識調整するヒト』（初版 1923 年、日本語版既刊）、

三冊目『自己の使い方』（初版 1931 年、日本語版既刊）、

四冊目『いつでも穏やかに暮らすには』（初版 1941 年、日本版出版準備中）、

別編集『論文と講演集』（英語原典は 1996 年時点でのまとめ、一部翻訳済み）です。

そしてもう一冊、ビビアン = マッキー著『自然に演奏してください』があります。興味を持たれたかたは、ぜひ原著日本語版を参照してください。宝の山です。なお、『Freedom To Change.』Frank Pierce Jones. 著（日本語版まだなし）は一部要約しました。

この場を借りてさらに、ATJ 出版部の予定を述べます。上記以外にもかなりの下調べをしています。厳密には書下ろしと言えるのかどうか、かなり先達に影響された内容も含んでおりますがしかし、新しい論点や見解も豊富です。『マインドモデリング・アレクサンダーワークを基盤にした画期的高速学習法』『新人類の最高遺産』『アレクサンダービューティー・内側から輝くわたし』『アレクサンダーピアニスト教室』などです。

貴重な教科書を有料でお譲りします。

☆ **JUN セット（Just Use Naturally DVD& 書籍、教材 4 点セット）**

「自然に演奏してください（Just Play Naturally）」著者ビビアン = マッキーによる世紀の名演奏・チェロ実演と語り（DVD　70 分）、書籍『自己の使い方』、レッスンクーポン券、小冊子を組み込んだ破格の教材セット「JUN セット」

注文フォーム　http://www.atjapan.jp/text-set-order.html

以下のものは書店で買えます；

『自然に演奏してください ―パブロ＝カザルスの教えとアレクサンダーワークの共鳴』（風媒社）

著者：ビビアン＝マッキー、翻訳者：横江大樹

本体価格：2,200 円（税別）　サイズ：A5 判並製 230 頁

ISBN：978-4-8331-5237-2　発行年月：2011 年 12 月刊

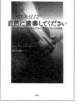

『人類の最高遺産』（風媒社）

著者：F.M. アレクサンダー、翻訳者：横江大樹

本体価格：4,000 円（税別）　サイズ：A5 判並製 366 頁

ISBN：978-4-8331-5294-5　発行年月：2015 年 4 月刊

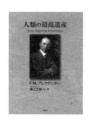

『建設的に意識調整するヒト』（風媒社）

著者：F.M. アレクサンダー、翻訳者：横江大樹

本体価格：3,000 円（税別）　サイズ：A5 判並製 289 頁

ISBN：978-4-8331-5345-4　発行年月：2018 年 2 月刊

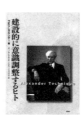

『自己の使い方』（風媒社）

著者：F.M. アレクサンダー、翻訳者：横江大樹

本体価格：2,500 円（税別）　サイズ：A5 判並製 228 頁

ISBN：978-4-8331-5356-0　発行年月：2018 年 12 月刊

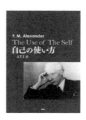

連絡先など

レッスンを実体験したい方へ。

ATK：一般社団法人アレクサンダーテクニーク教師会

ホームページ　http://www.atkj.jp

　読者の皆さんがワークを試したいとすれば、ひとりで本を読んで暗記するまで言葉を覚えるより、たった一回でも腕のある教師と実体験したほうが「わかる」し「知る」ことができるかもしれないけれども、ちょっと流行ってくるといろんな人が出てきます。いかにもアレクサンダーテクニークのように見せかけて、ボディーなんとか・かんとかテクニーク、など別のやり方も見かけるようになりました。みなさん、ご用心を。

　一方に、ATK：アレクサンダーテクニーク教師会があります。正式なアレクサンダーテクニーク教師になるために必要とされる国際基準で、最低授業数は 1600 時間、それを 3 年程度で修得するとあります。そんな厳格な訓練を経た教師の集まった我が国の一般社団法人です。全国各地で活躍中です。個人レッスンは随時可能です。一般の方が参加できるグループの催しもあります。ワークショップなどでの会員特典もあります。民主的な運営です。

　特に未加入の教師諸氏はこの機会にぜひ加入されて、我が国に置ける教師の地位確立や法的制度の拡充に向けて長い道のりになるでしょうが、ぼちぼち協働しませんか。

電磁波調和（電磁波障害防止）

ホームページ：http://tuginosedai.jp/

　電磁波障害を防止するグッズを取り扱っています。この 21 世紀にはF.M. 氏の時代になかった原因があり、結果が心身に現れている生徒さんが数多くお見えになる、つまり、化学物質や住環境のせいで人間有機体の不具合が発生しています。なかでも電磁波障害は見えず感じずわかりにくく、WHO（世界保健機構）でも問題にしています。放射能の害も電気的性質で捉えられます。爆発的な放射線には太刀打ちできなくとも、日常生活における微量放射線から身を守る自衛方法はあります。

著者グループ
ATJ：アレクサンダーテクニークジャパン
ホームページ：atjapan.jp
　チームで執筆しています。実際の授業では、アレクサンダーテクニーク（AT）のみ
ならず、意識調整（CC）が学べます。必要に応じて食事や環境も含めた総合的な指導
をします。子どもコース「ATJ エスクール」・大人も初心者用のお試しワークからリピー
ターとの掘り下げた内容・教師養成コース・そのまた上級の教師養成トレーナーを養
成する「トレーナーコース」など幅広くやっています。広島・岡山・富山に教室があ
ります。

代表連絡先；名古屋教室　横江大樹
〒 464-0075
名古屋市千種区内山 3-25-6 トーカンマンション 901 号室
電話・ファックス　052-733-9271　　Email：info@atjapan.jp

アレクサンダーテクニーク・ワークブック
創始者の著作核心部＆翻訳者による解説

2018 年 12 月 8 日　第 1 刷発行　（定価はカバーに表示してあります）

著　者	ＡＴＪ	
発行者	山口　章	

| 発行所 | 名古屋市中区大須 1 丁目 16 番 29 号
電話 052-218-7808　FAX052-218-7709
http://www.fubaisha.com/ | 風媒社 |

乱丁・落丁本はお取り替えいたします。　＊印刷・製本／モリモト印刷
ISBN978-4-8331-5353-9